临床药学本科专业药学本科标准化示范实践教学基地建设项目

临床药学实践教学大纲

教育部高等学校药学类专业教学指导委员会　组织编写

王　卓　王长连　主　编

中国健康传媒集团
中国医药科技出版社

内容提要

本书依据国家教育部高等学校药学类专业教学指导委员会发布的《临床药学专业教学质量国家标准》和《全国临床药学本科专业实践教学基地教学指南（试行）》编写而成，全面介绍了临床药学本科八个专业，即呼吸内科、心内科、消化内科、内分泌科、神经内科、肿瘤科、肾脏内科、儿科等专业实践教学大纲，每科选取典型疾病进行阐述，均有详细的教学目的、教学内容与要求及考核。本书供各临床实践教学基地临床药学专业师生实习带教时学习使用。

图书在版编目（CIP）数据

临床药学实践教学大纲/王卓，王长连主编 . —北京：中国医药科技出版社，2024. 2
ISBN 978 - 7 - 5214 - 4452 - 0

Ⅰ . ①临… Ⅱ . ①王…②王… Ⅲ . ①临床药学—教学大纲—高等学校 Ⅳ . ①R97 - 41

中国国家版本馆 CIP 数据核字（2024）第 021536 号

美术编辑　陈君杞
版式设计　诚达誉高

出版　**中国健康传媒集团** | 中国医药科技出版社
地址　北京市海淀区文慧园北路甲 22 号
邮编　100082
电话　发行：010 - 62227427　邮购：010 - 62236938
网址　www. cmstp. com
规格　787 × 1092mm ¹⁄₁₆
印张　8¼
字数　164 千字
版次　2024 年 2 月第 1 版
印次　2024 年 2 月第 1 次印刷
印刷　北京京华铭诚工贸有限公司
经销　全国各地新华书店
书号　ISBN 978 - 7 - 5214 - 4452 - 0
定价　**49. 00 元**

获取新书信息、投稿、为图书纠错，请扫码联系我们。

编　委　会

前　言

临床教学实践作为临床药学专业人才培养的重要环节，其教学质量对人才培养质量起着决定性作用。在临床药学五年制本科专业培养中，特别是临床实践教学中，如何基于"情境教学"理论，将临床药师的"知、信、行"融合岗位认知对学生进行职前教育，利用有限的教学时间，使学生不仅能理解和掌握临床诊疗必备的理论知识，而且能够具备较强的实践动手能力和医患沟通技巧，具备医疗健康人员基本素质与发展潜力，是临床教学实践要解决的重要问题。

教育部 2018 年颁布的《本科专业类教学质量国家标准》（以下简称"国标"）中，界定了临床药学专业人才培养目标是培养具备药学基础知识、基本理论和基本技能，具有创新思维，能够从事以合理用药为核心的药学服务工作的专门人才。截至2023 年，全国共有 57 所高校开设五年制临床药学本科专业，年招生 3400 余名学生。在临床教学实践过程中，学生培养目标明确要求：一是具有社会责任感与职业道德，关爱患者、珍惜生命，具有人际交流能力和团队合作精神，以及终身学习和自主学习能力；二是具备全面、系统、正确地收集患者信息以及规范书写药历的基本技能，运用循证药学收集和评价药物情报，提供药物信息服务的基本技能；三是具备合理用药所需要的药物咨询、药物不良反应监测、治疗药物监测和个体给药方案设计等临床药学服务能力；四是具备开展药品管理和药物利用评价能力，对患者和公众进行宣教合理用药及健康教育能力。

本书由教育部高等学校药学类专业教学指导委员会组织专家编写。编者大多数是教育部教育质量评估中心聘任的临床药学专业认证专家，内容按照"国标"和《全国临床药学本科专业实践教学基地教学指南》要求，选取了呼吸内科、心血管内科、消化内科、内分泌科、神经内科、肿瘤科、肾内科和儿科 8 个临床专科进行梳理，章节按照病种介绍、教学目的、教学内容与要求、考核等进行编写，目的在于指导临床实践教学带教师资明确"国标"要求，掌握教学内容和教学方法，推动全国临床药学专业实践教学基地标准化建设，实现临床药学本科实践教学同质化、高质量发展！

在此，感谢来自北京大学药事管理国际研究中心、中国药科大学、首都医科大学附属北京世纪坛医院、海军军医大学第一附属医院、福建医科大学附属第一医院、复旦大学附属华山医院、上海交通大学医学院附属新华医院、同济大学附属东方医院、中山大学第一附属医院、山东第一医科大学第一附属医院等单位的专家为本书编写作出的贡献；同时，感谢王长连、王卓、田泾、牟燕、李妍、张文、张峻、陈杰、林翠鸿、周颖、郑萍、顾红燕、徐彦贵、高申、黄欣、葛卫红等药师为适应学生自主学习需要，录制了数字教学资源。

本书也是"临床药学本科专业药学本科标准化示范实践教学基地建设"项目的系列研究成果。

由于编写时间和水平所限，本书难免存在不足或疏漏之处，敬请广大读者批评指正，以便进一步修订完善。

教育部高等学校药学类专业教学指导委员会主任委员

中国药科大学

姚文兵

2024 年 1 月

目　录

第一章　概述

随着国家医疗卫生事业的改革进程深入推进，生物医药技术和现代医学的快速发展，合理用药的重要性日益凸显，对临床药学专业人才的需求和临床药师的专业素养提出了更高要求。

原国家卫生部于 2005 年试点开展一年制专科临床药师岗位规范化培训工作，取得显著成效。迄今为止，陆续建立了 284 家培训基地，17 家师资培训基地，根据临床用药特点和需求，开设了 20 个培训专业，基于岗位规范化培训的特点，编写了相应的培训大纲，累计培养了 2 万余名专科和通科临床药师，在临床合理用药工作中发挥了重要作用，为临床药学本科专业实践教学基地建设奠定了良好的基础。期待在高等教育层面，发挥高等教育的优势，开展临床药学专业本科人才的培养，从根本上解决临床药师人才问题。

教育部非常重视临床药学专业人才的培养，大力推进临床药学专业办学建设。自 2005 年中国药科大学申请恢复临床药学专业招生，获教育部批准后，至今已有 57 所高校相继设立了临床药学本科专业办学点，进一步在药学类专业中，明确了临床药学的专业代码——100703TK。教育部高等学校药学类专业教学指导委员会组织全国高等院校和医疗机构的专家，先后编写出版了《临床药学专业教学质量国家标准》和《全国临床药学本科专业实践教学基地教学指南（试行）》，确立了"以患者为中心的"办学宗旨，建立了具有临床药学专业特点的课程体系。为体现临床药学专业人才培养的特点，目前第三轮临床药学专业规划教材已启动编写，必将对提升我国临床药学专业的办学水平和质量起到了重要的引领和推动作用。

临床药学是关于药品使用的科学，是研究如何面向患者，解决临床药物治疗相关问题的综合性和实践性学科。相较于传统的药学专业，临床药学专业更注重于在临床用药实践中，如何根据药物及其剂型的作用特点和不同疾病、不同人群、不同个体的病理生理状况，研究药物在人体内的作用机制、药物动力学过程及其基因多态性对药物治疗效果和不良反应的影响。根据研究的结果，科学精准设计，持续优化给药方案，期望获得最佳疗效和最低不良反应。

同时值得指出的是，临床药学研究的对象不仅仅是药物，还包括药物使用过程中的人文和社会属性。在研究药物作用机制和治疗疾病的科学规律的同时，还必须要考虑经济学、社会背景、人文素养以及心理学等因素对药物治疗的影响，这也是临床药学专业区别于传统药学专业的最重要的特点。因此临床药学专业教学应注重科学与人文结合，培养学生的职业精神和专业思维；注重沟通与交流，培养学生直接面向患者的药学服务能力。

按照临床药学专业的特点，临床轮转实践教学显得尤为重要。目前国内各实践教学基地都在进行积极地探索，围绕查房问诊、沟通交流、药物重整、用药教育、药学监护等药学服务技能开展相应的教学培训，注重提升学生的岗位胜任力，取得了显著成效，但也存在一定的问题，亟待规范和引导。如培训方法不一致，水平参差不齐；未注意临床药学思维的培养，导致和医师的临床思维同质化；未区分和一年制专科临床药师岗位规范化培训的差别。

为明确临床药学专业本科生实践教学的定位和要求，推进实践教学的规范化和同质化建设，保证临床专科轮转实习的教学质量，我们在教育部高等学校药学类专业教学指导委员会指导下，组织全国一线资深临床药学教师，针对临床药学专业的特点和临床专科实践阶段的实习要求，依据国家教育部高等学校药学类专业教学指导委员会发布的《临床药学专业教学质量国家标准》和《全国临床药学本科专业实践教学基地教学指南（试行）》，编写了本大纲，旨在为各临床实践教学基地在组织临床药学专业本科生进行临床轮转实习带教时提供参考和指导。

按照《全国临床药学本科专业实践教学基地教学指南（试行）》要求，临床药学本科生应在实践教学基地进行为期 42 周的实习，其中在临床专科轮转实习时间不少于 30 周。选择不少于 3 个临床药师培训专业进行实习；每个专业实习时间不少于 6 周。可优先选择呼吸内科专业、心血管内科专业、内分泌科专业等。每个专业指定 2 种及以上常见疾病安排实习。根据实践教学指南的安排，本大纲一共组织编写了 8 个专业的教学大纲，每个专业编写了 3~5 个病种，各基地在实践教学时，可根据本基地的医疗特色和师资配备情况，选择相应的专业和病种进行带教；同时对学生在各专科完成轮转实习后的出科考核模式、考核内容以及成绩评定进行了设计，提出了明确要求，以供教师在对学生进行出科考核时作为参考。为更好地评价临床药学专业学生在药学服务实践技能方面的学习效果，本大纲在考核部分，推荐各个实践教学基地积极探索开展客观结构化临床考核模式，针对应该掌握的基本的药学服务专业技能，如处方和医嘱审核、查房问诊、面谈沟通、药物重整、用药教育等，依据知识、技能和态度并重的原则，设计相应的 OSCE 多站式考核，模拟临床场景来测试学生的实践能力，指导学生如何将前期课程的基础理论知识和临床实践相结合；如何直接面向患者，开展药学服务，解决临床用药问题，体现以患者为中心、科学和人文相结合的教学理念。

为保证实践教学效果，本大纲还对如何制备一份好的实践教学教案进行了研究和探索。实践教学教案应体现临床轮转实习课程的特点，更多地强调师生互动，启发式和讨论式教学，问题探究式教学。针对临床用药所面临的各种实际问题，引导学生如何去学习，如何去思考，如何把前期基础理论知识和实践相结合，如何利用文献资料去解决临床用药问题，逐步培养学生的临床药学思维。在充分讨论和沟通交流基础上，由北京世纪坛医院顾红燕教授，对实践教学教案的模板进行了初步设计，并在教育部高等学校药学类专业教学指导委员会举办的"全国临床药学专业本科实践教学师资提高班"的培训教学中试点应用，取得了良好的效果，可作为各位教师在实际带教工作中的参考。教案制作是为了规范教学过程，提升教学质量；而实践教学教案的制作是一个创新探索的过程，目前的模板还待进一步提升。因此期待大家边学习、边实践、边改进，制作更好、更完善的实践教学教案。

各基地在实践带教过程中，应严格对标《临床药学专业教学质量国家标准》和《全国临床药学本科专业实践教学基地教学指南（试行）》，遵循临床药学专业本科教学培养目标和要求，把握好实践教学的特点，面向临床，贴近患者，注重临床药学思维的培养，注重药学服务的基本技能的提升。同时特别要注意区别临床药学本科生和一年制专科临床药师岗位规范化培训的培养目标和要求是不一样的，要准确把握本科教学的层次和定位，合理安排实践教学内容，规范设计实践教学教案，科学进行实践教学考核，保障实践教学效果和教学质量。

让我们共同努力，不断探索，持续改进，规范临床轮转实践教学，配合前期的课程教学，达成临床药学本科专业培养目标和要求，为临床输送更多具有良好岗位胜任力的高素质临床药学人才。

第二章　临床药学本科专业呼吸内科实践教学大纲

呼吸内科是以研究、诊断、治疗及预防呼吸系统疾病，包括呼吸道、肺、胸壁及其他相关疾病为主要任务的一门临床学科。由于环境、人口老龄化等因素，近年来呼吸系统疾病发病率明显增加，疑难、危重症也日渐增多。掌握好呼吸系统常见病、多发病是本科生在呼吸内科实习期间的主要任务。

依据《临床药学专业教学质量国家标准》《全国临床药学本科专业实践教学基地教学指南（试行）》，临床药学本科生在呼吸内科实习时间应不少于6周，学习病种可选择慢性支气管炎、慢性阻塞性肺疾病、支气管哮喘、肺炎、支气管扩张等1~2个病种为重点进行教学。为促进临床药学本科生掌握专业基本理论、基本知识和基本技能，提高呼吸内科临床实践教学质量，特制定本大纲，以指导呼吸内科实习期间的教学和考核。

一、慢性支气管炎

慢性支气管炎（chronic bronchitis），是气管、支气管黏膜及其周围组织的慢性非特异性炎症。临床上以咳嗽、咳痰为主要症状，或有喘息，每年发病持续三个月或更长时间，连续2年或2年以上，并排除具有咳嗽、咳痰、喘息症状的其他疾病。

在临床药学本科生实习阶段，本病种教学的主要任务是通过参与慢性支气管炎患者的治疗实践，引导学生学习如何应用医学和药学基本理论、基本知识解决临床药物治疗中的实际问题，树立以患者为中心的职业理念，培养正确的临床用药思维，掌握处方/用药医嘱审核、监护重点、用药教育和人文沟通交流等药学服务基本技能。同时，通过本实习阶段的教学帮助学生认识与了解伴有合并症、脏器功能不全、复杂用药患者的药物治疗过程。

（一）教学目的

（1）掌握慢性支气管炎患者信息收集与评估；用药医嘱审核、吸入装置使用及患者用药教育等药学基本服务技能；

（2）熟悉慢性支气管炎抗感染药物的规范使用与管理；

（3）了解高龄及有基础疾病等高危因素的慢性支气管炎患者在联合应用多种药物时的风险评估与管控。

（二）教学内容与要求

1. 下列症状和体征在慢性支气管炎临床诊疗中的意义

（1）干性咳嗽、湿性咳嗽；

（2）痰的性状（如浆液痰或泡沫痰、黏痰、血性痰、脓性痰等）和咳痰量；

（3）干性啰音和湿性啰音；

（4）发热及热型。

2. 常用实验室检查在慢性支气管炎临床诊疗中的意义

（1）掌握血常规、降钙素原（PCT）与 C 反应蛋白（CRP）等相关指标在慢性支气管炎的诊断与治疗中的应用；

（2）熟悉痰涂片检查、痰微生物培养及药敏试验在慢性支气管炎临床诊断与治疗中的意义；

（3）熟悉痰标本的正确取样、痰涂片及痰培养结果的阅读。

3. 常用影像学检查在慢性支气管炎临床诊疗中的意义

了解慢性支气管炎胸部 X 线、CT 检查报告解读。

4. 呼吸功能检查在慢性支气管炎临床诊疗中的意义

通气功能检测第一秒用力呼气容积（FEV_1）、FEV_1 与用力肺活量（FVC）的比值的临床意义。

5. 学习国内外慢性支气管炎诊疗规范

（1）熟悉国内外最新诊疗指南、药物治疗原则和主要治疗药物及相关药物临床应用专家共识；

（2）了解慢性支气管炎急性加重期和缓解期的治疗方案。

6. 药物治疗方案评价实践

（1）掌握常用祛痰药、镇咳药和平喘药的用法用量及临床评价；

（2）熟悉常见气道吸入制剂的正确使用方法及用药指导；

（3）熟悉慢性支气管炎抗感染药物临床应用指导原则，常用抗感染药物的特点、给药时机、给药方法、给药剂量、疗程及疗效评估。

7. 药学监护实践

（1）掌握慢性支气管炎缓解期患者药学监护要点：药物治疗方案的评价、疗效观察及持续监护；用药安全评估与持续监护；患者用药依从性评估与用药指导；

（2）熟悉慢性支气管炎急性加重期患者药学监护要点：抗感染药物、祛痰药、镇咳药、平喘药及其他联合用药的合理性评估与监护；

（3）熟悉药品不良反应/事件的处置原则及报告程序，密切关注患者可能出现的不良事件。

8. 学生应完成的作业

（1）完成慢性支气管炎病例全程药学监护≥3 例；

（2）参加慢性支气管炎患者药学查房≥10 人次；

（3）完整书写慢性支气管炎教学药历≥1 份；

（4）在教师指导下完成药品不良反应报告≥1 例；

（5）参加慢性支气管炎相关病例讨论会≥2 次；

（6）在教师指导下，完成慢性支气管炎住院患者用药医嘱审核（全程跟踪）≥3 例；

（7）在教师指导下，解读血常规、痰微生物培养及药敏试验、影像学检查报告各≥2 份。

（三）考核

1. 考核模式

出科考核，可选以下方式之一。

（1）过站式考核　现场或模拟临床场景，推荐采用客观结构化临床考核模式（objective structure clinical examination，OSCE）；

（2）病例（案例）考核。

2. 考核内容

（1）慢性支气管炎用药的医嘱审核与治疗方案评估；

（2）慢性支气管炎患者的问诊考核与病例汇报；

（3）对患者（或模拟标准化患者）进行止咳祛痰药、平喘药的用药指导。

3. 成绩评定

（1）日常表现及作业成绩评定（50%），内容参见学生作业基本要求；

（2）出科考核（50%），内容参见过站式考核和病例（案例）考核；

（3）可采用"合格""不合格"或百分制（≥60 分为及格）。

二、慢性阻塞性肺疾病

慢性阻塞性肺疾病（chronic obstructive pulmonary disease，COPD）是一种常见的、可以预防和治疗的疾病，其特征是持续存在的呼吸系统症状和气流受限，通常与显著暴露于有害颗粒或气体引起的气道和肺泡异常有关。

在临床药学本科生实习阶段，本病种教学的主要任务是通过参与 COPD 患者的治疗实践，引导学生学习如何应用医学和药学基本理论、基本知识解决临床药物治疗中的实际问题，树立以患者为中心的职业理念，培养正确的临床用药思维，掌握处方/用药医嘱审核、用药教育和人文沟通交流等药学服务基本技能。同时，通过本实习阶段的教学帮助学生认识与了解伴有合并症、脏器功能不全、复杂用药患者的药物治疗过程。

（一）教学目的

（1）掌握 COPD 患者信息收集及评估方法、用药医嘱审核、用药教育等药学监护基本技能；

（2）熟悉 COPD 的常见药物治疗方案和 COPD 的抗菌药物治疗方案；

（3）了解 COPD 常见的合并症、并发症的药物治疗。

（二）教学内容与要求

1. 下列症状和体征在 COPD 临床诊疗中的意义

（1）咳嗽的性质（干性咳嗽和湿性咳嗽）、时间节律（发作性咳嗽和长期性咳嗽）和音色；

（2）痰的性状（如血性痰、脓性痰等）和咳痰量；

（3）气促与呼吸困难；

（4）干性啰音和湿性啰音。

2. 常用实验室检查在 COPD 临床诊疗中的意义

（1）掌握血常规、CRP、PCT 等在 COPD 临床诊断与治疗中的意义；

（2）熟悉痰涂片检查、微生物培养及药敏试验在 COPD 临床诊断与治疗中的意义，熟悉痰涂片的正确取样方法；

（3）熟悉痰涂片的检查方法、痰涂片及痰培养结果的阅读。

3. 常用影像学检查在 COPD 临床诊疗中的意义

了解胸部 X 线、CT 检查在 COPD 临床诊断与治疗中的意义。

4. 特殊检查在 COPD 临床诊疗中的意义

（1）了解血气分析在 COPD 临床诊断与治疗中的意义，在教师帮助下学习阅读血气分析报告；

（2）了解肺功能检查在 COPD 临床诊断与治疗中的意义，在教师帮助下学习阅读肺功能检查报告，了解肺功能检查方法；

（3）了解支气管镜检查在 COPD 临床诊断与治疗中的意义；

（4）了解肺泡灌洗液微生物培养及药敏试验在 COPD 临床诊断与治疗中的意义。

5. 学习国内外 COPD 治疗指南与诊疗规范

（1）熟悉国内外相关 COPD 临床诊疗指南；

（2）熟悉 COPD 临床诊疗指南中药物治疗原则以及患者健康管理相关推荐；

（3）了解 GRADE 证据分级系统、证据分级和强度推荐基本概念及其意义；

（4）了解 COPD 综合评估工具的临床价值：如 GOLD 分级、CAT 评分、圣乔治问卷（St George's Respiratory Questionnaire，SGRQ）评分等。

6. 药物治疗方案评价实践

（1）掌握支气管扩张药物如 β_2 受体激动药、抗胆碱药、茶碱类药的疗效评价，尤其是对双支气管扩张药（长效 β_2 受体激动药/长效 M 受体阻滞药）的正确使用方法及疗效评价；

（2）掌握吸入激素联合双支气管扩张药（ICS/LABA/LAMA）的正确使用方法及疗效评价；

（3）熟悉 COPD 合并感染常用抗感染治疗药物的特点、疗程及终点判断；

（4）熟悉茶碱及罗氟司特等磷酸二酯酶抑制药在 COPD 治疗中的应用及疗效评价；

（5）熟悉全身用糖皮质激素的适应证、疗效评价及注意事项。

7. 药学监护实践

（1）掌握 COPD 稳定期患者药学监护要点，包括适时药物治疗方案的疗效评估、安全性评估与持续监护方法；患者用药依从性评估与用药指导；联合用药风险获益评估与建议等；

（2）熟悉 COPD 加重期患者药学监护要点，包括抗感染药物临床应用的合理性评估，纠正心力衰竭、呼吸衰竭等药物治疗的合理性评估与监护等；

（3）熟悉药物不良反应报告程序，关注治疗中可能出现的不良事件。

8. 学生应完成的作业

（1）完成 COPD 病例药物治疗全程跟踪学习≥3 例；

（2）全程参加药学查房≥10 人次；

（3）书写 COPD 教学药历≥1 份；

（4）在教师指导下，完成吸入装置患者用药指导（或门诊患者用药教育）≥10 人次；

（5）在教师指导下，填写药品不良反应报告≥1 例；

（6）参加 COPD 相关病例讨论会≥2 次；

（7）在教师指导下，完成 COPD 住院患者全程医嘱审核≥3 例；

（8）观摩肺功能检查≥1 次，在教师指导下解读检查报告；

（9）在教师指导下，解读影像学检查报告≥2 份；

（10）在教师指导下，解读血常规检查、痰培养与药敏试验结果及血气分析报告等各≥2 次。

（三）考核

1. 考核模式

出科考核，可选以下方式之一。

（1）过站式考核　现场或模拟临床场景，推荐采用客观结构化临床考核模式；

（2）病例（案例）考核。

2. 考核内容

（1）慢性阻塞性肺疾病用药的医嘱审核与治疗方案评估；

（2）慢性阻塞性肺疾病患者的问诊考核与病例汇报；

（3）对患者（或模拟标准化患者）进行吸入制剂的用药指导。

3. 成绩评定

（1）日常表现及作业成绩评定（50%），内容参见学生作业基本要求；

（2）出科考核（50%），内容参见过站式考核和病例（案例）考核；

（3）可采用"合格""不合格"或百分制（≥60 分为及格）。

三、支气管哮喘

支气管哮喘（bronchial asthma）是一种常见的慢性呼吸道疾病，是由多种细胞（如嗜酸粒细胞、肥大细胞、T 淋巴细胞、中性粒细胞、平滑肌细胞、气道上皮细胞等）和细胞组分参与的气道慢性炎症性疾病，临床表现为反复发作的喘息、气急，伴或不伴胸闷或咳嗽等症状，同时伴有气道高反应性和可变的气流受限，随着病程延长可导致气道结构改变，即气道重塑。

在临床药学本科生实习阶段，本病种教学的主要任务是通过参与支气管哮喘患者的治疗实践，引导学生学习如何应用医学和药学基本理论、基本知识解决临床药物治疗中的实际问题，树立以患者为中心的职业理念，培养正确的临床用药思维，掌握处方/用药医嘱审核、用药教育和人文沟通交流等药学服务基本技能。同时，通过本实习阶段的教学帮助学生认识与了解伴有合并症、脏器功能不全、多药联用患者的药物治疗过程。

（一）教学目的

（1）掌握支气管哮喘患者信息收集及评估、用药医嘱审核、用药教育等药学监护基本技能；

（2）熟悉支气管哮喘的常见药物治疗方案；

（3）了解支气管哮喘常见合并症、并发症的处理原则。

（二）教学内容与要求

1. 下列症状和体征在支气管哮喘临床诊疗中的意义

（1）喘息、气急、胸闷或咳嗽等；

（2）支气管哮喘呼吸音的主要特征（如以呼气相为主的哮鸣音、呼气相延长等）；

（3）运动型哮喘、咳嗽变异型哮喘、胸闷变异型哮喘等症状及特点。

2. 常用实验室检查在支气管哮喘临床诊疗中的意义

（1）熟悉痰液嗜酸粒细胞计数在评价哮喘气道炎症和糖皮质激素治疗反应的意义；

（2）熟悉血液 IgE 在支气管哮喘临床诊疗中的意义；

（3）了解呼出气一氧化氮（NO）监测在支气管哮喘临床诊疗中的意义。

3. 常用影像学检查在支气管哮喘临床诊疗中的意义

了解胸部 X 线、CT 检查在支气管哮喘临床诊疗中的意义。

4. 特殊检查在支气管哮喘临床诊疗中的意义

（1）熟悉肺功能检查（包括通气功能、支气管舒张/激发试验）对支气管哮喘临床诊断的意义，了解肺功能检查方法；

（2）了解血气分析检查相关指标的意义；

（3）了解有关特异性变应原检测项目及临床意义。

5. 学习国内外支气管哮喘治疗指南与诊疗规范

（1）熟悉国内外临床诊疗指南对支气管哮喘不同分期的药物治疗方案推荐；

（2）熟悉支气管哮喘合并感染时常用抗感染药物的应用与管理；

（3）了解支气管哮喘病情的评估方法、支气管哮喘的分期及控制水平分级。

6. 药物治疗方案评价实践

（1）掌握支气管哮喘的治疗药物分类，不同分期的治疗目标、治疗原则和治疗方案；

（2）熟悉糖皮质激素、β_2 受体激动药、白三烯受体调节药、茶碱类药物、抗胆碱药的合理使用评价，以及上述药物常见的不良反应与患者用药安全风险评估；

（3）熟悉通过问诊或 Morisky 等问卷评估患者用药的依从性；

（4）了解支气管哮喘其他治疗方法，如免疫疗法、抗 IgE 抗体及抗 IL - 5 疗法、中药治疗等。

7. 药学监护实践

（1）在指导教师指导下，从有效性、安全性、患者依从性等方面设计个体化的药学监护计划；

（2）掌握常见吸入制剂的正确使用方法及患者用药指导；

（3）熟悉药品不良反应报告程序，关注药物治疗中可能出现的不良事件。

8. 学生应完成的作业

（1）完成支气管哮喘病例药物治疗全程学习≥3 例；

（2）参加支气管哮喘住院患者药学查房≥10 人次；

（3）书写支气管哮喘教学药历≥1 份；

（4）在教师指导下完成患者特殊装置用药指导≥10 人次（包括门诊患者教育）；

（5）在教师指导下完成药物不良反应上报≥1 例；

（6）参加支气管哮喘相关病例讨论会≥2 次；

（7）在教师指导下完成支气管哮喘住院患者全程用药医嘱审核（指完整住院过程医嘱）≥3 例；

（8）在教师指导下解读血常规检查、痰培养结果等报告≥4 次；

（9）在教师指导下解读血气分析等报告≥2 次。

（三）考核

1. 考核模式

出科考核，可选以下方式之一。

（1）过站式考核　现场或模拟临床场景，推荐采用客观结构化临床考核模式；

（2）病例（案例）考核。

2. 考核内容

（1）支气管哮喘用药的医嘱审核与治疗方案评估；

（2）支气管哮喘患者的问诊考核与病例汇报；

（3）对患者（或模拟标准化患者）进行平喘药、吸入制剂等的用药指导。

3. 成绩评定

（1）日常表现及作业成绩评定（50%），内容参见学生作业基本要求；

（2）出科考核（50%），内容参见过站式考核和病例（案例）考核；

（3）可采用"合格""不合格"或百分制（≥60 分为及格）。

四、社区获得性肺炎

社区获得性肺炎（community - acquired pneumonia，CAP）是指在医院外罹患的感染性肺实质（含肺泡壁，即广义上的肺间质）炎症，包括具有明确潜伏期的病原体感染在入院后于潜伏期内发病的肺炎。

在临床药学本科生实习阶段，本病种教学的主要任务是通过参与 CAP 患者的治疗实践，引导学生学习如何应用医学和药学基本理论、基本知识解决临床药物治疗中的实际问题，树立以患者为中心的职业理念，培养正确的临床用药思维，掌握处方/用药医嘱审核、用药教育和人文沟通交流等药学服务基本技能。同时，通过本实习阶段的教学帮助学生认识与了解伴有合并症、脏器功能不全、复杂用药患者的药物治疗过程。

（一）教学目的

（1）掌握社区获得性肺炎患者信息收集及评估、用药医嘱审核、用药教育等药学监护基本技能；

（2）熟悉社区获得性肺炎的常见药物治疗和抗菌药物治疗方案；

（3）了解常见的合并症、并发症的处理原则。

（二）教学内容与要求

1. 下列症状和体征在 CAP 临床诊疗中的意义

（1）CAP 常见的发热类型；

（2）痰的性状、气味与 CAP 病原学诊断；

（3）听诊与叩诊，呼吸音与干湿性啰音等。

2. 常用实验室检查在 CAP 临床诊疗中的意义

（1）熟悉感染相关指标（如血常规、CRP、PCT、ESR 等）临床诊断与治疗的意义；

（2）熟悉痰涂片检查的临床意义；熟悉血、痰、胸水、肺泡灌洗液等标本的正确取样方法；

（3）了解其微生物培养及药敏试验的临床意义；

（4）了解尿抗原检测包括军团菌、肺炎球菌等尿抗原的诊断价值；

（5）了解血清学检查，包括支原体、衣原体、嗜肺军团菌和病毒感染等特异性 IgM 抗体的诊断价值；

（6）了解核酸、第二代测序（next‐generation sequencing，NGS）检查在细菌感染和病毒感染中的诊断价值。

3. 常用影像学检查在支气管哮喘临床诊疗中的意义

了解 CAP 患者胸部 X 线、CT 检查报告解读。

4. 特殊检查在 CAP 临床诊疗中的意义

（1）了解血气分析相关指标对呼吸衰竭的标准与分型及在 CAP 临床诊疗中的意义；

（2）了解二代测序（NGS）在 CAP 临床诊疗中的意义；

（3）了解经皮肺穿刺活检术在 CAP 临床诊疗中的意义。

5. 学习国内外 CAP 临床诊疗指南及抗感染药物临床应用指南

（1）熟悉临床诊疗指南中对 CAP 药物治疗原则及主要治疗方案的推荐；

（2）了解 CAP 病情严重程度评估系统（如 CURB‐65、PSI 等评分）及国内重症肺炎判断标准；

（3）了解 CAP 临床改善的标准及未改善的原因分析；

（4）了解 CAP 抗感染治疗的疗程及停药标准。

6. 药物治疗方案评价实践

（1）掌握 CAP 经验性、目标性抗感染治疗的原则及抗菌药物选择；

（2）熟悉 CAP 常用抗菌药物 PK/PD 的特点、用法用量，熟悉一般疗程及疗效评估方法；

（3）熟悉 CAP 常用抗菌药物的不良反应及使用注意事项，评估患者用药安全风险；

（4）了解 CAP 的辅助治疗，如激素、氧疗、辅助呼吸等在临床治疗中的意义。

7. 药学监护实践

（1）在指导教师指导下，针对 CAP 患者的药物治疗进行疗效风险评估，提出药学监护要点；

（2）熟悉抗感染治疗中可行的监测指标及监测周期；

（3）针对 CAP 常用抗菌药物临床应用中存在的治疗风险，结合患者的病情发展，提出安全性监护要点。

8. 学生应完成的作业

（1）完成 CAP 病例的学习不少于 3 例；

（2）在教师指导下，参加 CAP 住院患者药学查房不少于 10 人次；

（3）完成 CAP 教学药历不少于 1 份；

（4）在教师指导下，完成药物不良反应上报不少于 1 例；

（5）参加 CAP 病例讨论会不少于 2 次；

（6）在教师指导下，完成 CAP 住院患者医嘱审核不低于 3 例（指患者住院全程医嘱）；

（7）在教师指导下，阅读影像学检查报告不少于 2 份；

（8）在教师指导下，解读血常规检查等不少于 5 人次；

（9）在教师指导下，解读细菌学检测报告不少于 5 人次。

（三）考核

1. 考核模式

出科考核，可选以下方式之一。

（1）过站式考核　现场或模拟临床场景，推荐采用客观结构化临床考核模式；

（2）病例（案例）考核。

2. 考核内容

（1）社区获得性肺炎用药的医嘱审核与治疗方案评估；

（2）社区获得性肺炎患者的问诊考核与病例汇报；

（3）对患者（或模拟标准化患者）进行抗感染药物的用药指导。

3. 成绩评定

（1）日常表现及作业成绩评定（50%），内容参见学生作业基本要求；

（2）出科考核（50%），内容参见过站式考核和病例（案例）考核；

（3）可采用"合格""不合格"或百分制（≥60 分为及格）。

五、支气管扩张症

支气管扩张症（bronchiectasis）是由各种病因引起的反复发生的化脓性感染，导致中小支气管反复损伤和（或）阻塞，致使支气管壁结构破坏，引起支气管异常和持久性扩张，临床表现为慢性咳嗽、大量咳痰和（或）间断咯血、伴或不伴气促和呼吸衰竭等轻重不等的症状。

在临床药学本科生实习阶段，本病种教学的主要任务是通过参与支气管扩张症患者的治疗实践，引导学生学习如何应用医学和药学基本理论、基本知识解决临床药物治疗中的实际问题，树立以患者为中心的职业理念，培养正确的临床用药思维，掌握处方/用药医嘱审核、用药教育和人文沟通交流等药学服务基本技能。同时，通过本实习阶段的教学帮助学生认识与了解伴有合并症、脏器功能不全、复杂用药患者的药物治疗过程。

（一）教学目的

（1）掌握支气管扩张症患者信息收集及评估、用药医嘱审核、用药教育等药学监护基本技能；

（2）熟悉支气管扩张症的常见药物治疗方案及其合并感染的常用抗感染药物治疗方案；

（3）了解咯血等常见的合并症、并发症处理原则；减少支气管扩张症急性加重的免疫调节及疫苗接种。

（二）教学内容与要求

1. 下列症状和体征在支气管扩张症临床诊疗中的意义

（1）咳嗽的主要特征：如干性咳嗽和湿性咳嗽、音色等；

（2）咳痰的主要特征：如痰的颜色、性状、气味和痰量等；

（3）咯血的主要特征：如颜色和血量等；

（4）发热、胸痛等症状特点。

2. 常用实验室检查在支气管扩张症临床诊疗中的意义

（1）掌握血常规、CRP、PCT 检验报告解读；

（2）熟悉痰标本的正确采集方法，以及痰涂片检查、微生物培养及药敏试验结果报告解读；

（3）了解痰涂片的检查方法。

3. 常用影像学检查在支气管扩张症临床诊疗中的意义

熟悉胸部 X 线、CT 检查报告解读。

4. 学习国内外支气管扩张症的临床诊疗指南

（1）熟悉支气管扩张症临床诊疗指南中药物治疗原则与药物治疗方案推荐；

（2）熟悉铜绿假单胞菌感染高危因素的评估；

（3）了解支气管扩张症疾病严重程度的评估方法；

（4）了解疾病的非药物治疗方式（如排痰、吸气训练及外科介入手术等）；

（5）了解减少支气管扩张症急性加重的免疫调节及疫苗接种。

5. 药物治疗方案评价实践

（1）在指导教师帮助下根据患者症状、体征、实验室检查等评估抗感染药物治疗方案，特别是对存在定植菌患者的抗菌药物应用进行评估；

（2）在指导教师帮助下根据患者症状、体征、实验室检查等评估止血药物治疗方案；

（3）熟悉不良反应上报的方法，对支气管扩张症患者常用抗感染药物及药物进行用药安全风险评估；

（4）熟悉患者病史与用药信息收集，可以通过问诊或 Morisky 等问卷评估患者的用药依从性。

6. 药学监护实践

（1）在指导教师指导下，对接受抗感染药物治疗的支气管扩张症患者提出药学监护要点；

（2）在指导教师指导下，对需要进行止血药物治疗的支气管扩张症患者提出药学监护要点；

（3）熟悉支气管扩张症患者健康管理。

7. 学生应完成的作业

（1）完成支气管扩张症病例学习不少于 3 例；

（2）参加支气管扩张症住院患者药学查房不少于 10 人次；

（3）完成支气管扩张症住院患者教学药历不少于 1 份；

（4）在教师指导下完成上报药物不良反应不少于 1 份；

（5）参加支气管扩张症病例讨论会不少于 2 次；

（6）在教师指导下完成支气管扩张症住院患者医嘱审核不低于 3 例（指住院患者全过程医嘱审核）。

（三）考核

1. 考核模式

出科考核，可选以下方式之一。

（1）过站式考核 现场或模拟临床场景，推荐采用客观结构化临床考核模式；

（2）病例（案例）考核。

2. 考核内容

（1）支气管扩张症用药的医嘱审核与治疗方案评估；

（2）支气管扩张症患者的问诊考核与病例汇报；

（3）对患者（或模拟标准化患者）进行止血药及祛痰药的用药指导。

3. 成绩评定

（1）日常表现及作业成绩评定（50%），内容参见学生作业基本要求；

（2）出科考核（50%），内容参见过站式考核和病例（案例）考核；

（3）可采用"合格""不合格"或百分制（≥60 分为及格）。

第三章 临床药学本科专业心血管内科实践教学大纲

心血管内科是以研究、诊断、治疗及预防心血管疾病，包括心脏、冠状动脉、外周血管及其他相关疾病为主要任务的一门临床学科。近年来心血管疾病在我国发病率呈上升趋势，已成为危害我国人民健康的主要原因之一。掌握心血管内科常见疾病的药物治疗是本科生在心血管内科实习期间的主要任务。

依据《临床药学专业教学质量国家标准》《全国临床药学本科专业实践教学基地教学指南（试行）》，临床药学专业本科学生在心血管内科实习时间应不少于6周，可选择高血压、急性冠脉综合征、心力衰竭、心房颤动等1～2个病种为重点进行教学。为促进临床药学本科生掌握专业基本理论、基本知识和基本技能，提高心血管内科临床实践教学质量，特制定本大纲，以指导临床药学本科生在心血管内科的教学和考核。

一、高血压

高血压是最常见的心血管疾病之一，它是以动脉血压持续升高为特征的"心血管综合征"。高血压是心脑血管疾病最主要的危险因素，也是心脑血管疾病死亡的主要原因之一。控制高血压是心脑血管疾病预防的切入点和关键措施。

在临床药学本科生实习阶段，本病种教学的主要任务是通过参与高血压患者的治疗实践，引导学生学习如何应用医学和药学基本理论、基本知识解决临床药物治疗中的实际问题，树立以患者为中心的职业理念，培养正确的临床用药思维，掌握处方/用药医嘱审核、监护重点、用药教育和人文沟通交流等药学服务基本技能。同时，通过本实习阶段的教学帮助学生认识与了解伴有合并症、脏器功能不全、复杂用药患者的药物治疗过程。

（一）教学目的

（1）掌握常用降压药物的种类、作用特点及临床应用的基本原则，掌握用药医嘱审核和用药教育等药学监护基本技能；

（2）熟悉高血压的分类与分层及治疗目标、高血压患者生活方式干预的措施；

（3）了解继发性高血压的常见病因。

（二）教学内容与要求

1. 了解高血压的症状和体征，以及高血压急症的临床表现

2. 了解高血压引起的靶器官损伤

心脏、脑、肾脏、视网膜、血管等。

3. 实验室检查在高血压临床诊断与危险分层中的意义

空腹血糖试验、糖耐量试验、糖化血红蛋白、血脂、高同型半胱氨酸、血肌酐、估算的肾小球滤过率、微量白蛋白尿。

4. 特殊检查在高血压临床诊断与危险分层中的意义

动态血压、超声心动图、心电图、颈动脉及股动脉超声、踝臂指数测定。

5. 学习国内外高血压相关临床诊疗指南

（1）熟悉高血压的控制目标与治疗路径；
（2）熟悉高血压常用药物及其药物治疗方案；
（3）了解高血压的流行病学特点；
（4）了解高血压防治策略。

6. 药物治疗方案与评价实践

（1）掌握利尿剂、钙通道阻滞剂、β受体拮抗剂、血管紧张素转换酶抑制剂、血管紧张素受体拮抗剂、血管紧张素受体脑啡肽酶抑制剂、α受体拮抗剂等常用降压药物的分类、作用机制与临床应用及常见不良反应的处理原则；
（2）掌握高血压患者的心血管病风险评估以及血压控制目标，能够评价患者血压控制情况是否达标；
（3）熟悉不同高血压患者血脂控制的目标值，能够评价个体患者血脂控制是否达标，并就个体患者血脂控制提出合理建议；
（4）掌握各种常用降压药物的正确服用方法，特别是某些特殊剂型，如硝苯地平控释片、琥珀酸美托洛尔缓释片等使用注意事项。

7. 药学监护实践

（1）在教师指导下，能够为高血压患者提供健康教育和用药指导，包括高血压的基本常识；药物的正确使用方法；常见药品不良反应的自我监测与应对措施；日常健康生活方式等；

（2）熟悉药品不良反应及不良事件报告程序，关注高血压临床治疗中可能出现的不良事件，在教师指导下能够正确填写报告表；

（3）了解如何对高血压患者进行心血管风险评估；

（4）了解如何对高血压患者的治疗方案进行疗效观察与评估以及提出药学监护要点，包括：当前药物治疗方案的疗效评估方法与持续监护计划、用药安全性评估与持续监护计划、患者用药依从性评估方法与用药指导、联合用药风险和获益评估与建议。

8. 学生应完成的作业

（1）完成高血压患者的全程药学监护≥3 例；

（2）参加高血压患者的教学查房≥10 人次；

（3）完整书写高血压患者教学药历≥1 份；

（4）在教师指导下，完成高血压患者（包括门诊患者）用药教育≥10 人次；

（5）在教师指导下，完成高血压住院患者用药医嘱审核（全程跟踪）≥3 例；

（6）在教师指导下，完成药品不良反应报告≥1 例；

（7）参加高血压相关病例讨论会≥2 次；

（8）在教师指导下，解读动态血压报告≥2 份。

（三）考核

1. 学生的出科考核，以现场（或模拟现场）技能考核为主，考核至少涵盖以下要点。

（1）包括对高血压患者进行问诊；

（2）选择一例高血压患者进行病例汇报；

（3）对高血压患者进行用药指导、医嘱审核与治疗方案评估。

2. 考核成绩评定：按各学校要求评分。

二、急性冠脉综合征

急性冠脉综合征（acute coronary syndrome，ACS）是由于为心脏供血的冠状动脉严重狭窄或痉挛，或者血管内的动脉粥样硬化斑块发生破裂、脱落，形成冠脉急性血栓，造成心肌急性缺血、缺氧，引起心肌损伤甚至坏死。ACS 涵盖了 ST 段抬高型心肌梗死（ST – segment elevation myocardial infarction，STEMI）、非 ST 段抬高型心肌梗死（non – ST – segment elevation myocardial infarction，NSTEMI）和不稳定型心绞痛（unstable angina，UA），其中非 ST 段抬高型心肌梗死和不稳定型心绞痛合称非 ST 段抬高型急性冠脉综合征（non – ST – segment elevation acute coronary syndrome，NSTE – ACS）。ACS 的发病率在我国呈逐年增加的趋势。

在临床药学本科生实习阶段，本病种教学的主要任务是通过参与 ACS 患者的治疗实践，引导学生学习如何应用医学和药学基本理论、基本知识解决临床药物治疗中的实际问题，树立以患者为中心的职业理念，培养正确的临床用药思维，掌握处方/用药医嘱审核、监护重点、用药教育和人文沟通交流等药学服务基本技能。同时，通过本实习阶段的教学帮助学生认识与了解伴有合并症、脏器功能不全、复杂用药患者的药物治疗过程。

（一）教学目的

（1）掌握 ACS 患者的抗血小板治疗、抗凝治疗、抗心肌缺血治疗、调脂稳定斑块治疗的方案及常用药物种类和作用特点，掌握 ACS 患者的用药医嘱审核、用药教育等药学监护基本技能；

（2）熟悉冠心病的二级预防措施；

（3）了解 ACS 主要危险因素、临床表现、急诊处理原则。

（二）教学内容与要求

1. 熟悉下列症状在 ACS 临床诊疗中的意义

（1）胸痛、出汗、恶心、呕吐、心悸或呼吸困难等；

（2）症状的诱发因素、疼痛部位、持续时间、缓解方式。

2. 熟悉下列实验室检查在 ACS 临床诊疗中的意义

（1）心肌损伤标志物；

（2）血脂、血糖、电解质、肝肾功能等。

3. 熟悉下列影像学检查在 ACS 诊疗中的意义

（1）冠脉 CTA；

（2）冠状动脉造影。

4. 了解 ACS 患者的心电图特点

5. 学习国内外 ACS 相关临床诊疗指南

（1）熟悉 ACS 常用药物及其药物治疗方案；

（2）熟悉冠心病二级预防的要点；

（3）了解 STEMI 患者的溶栓治疗原则、急诊经皮冠状动脉介入治疗（PCI）及择期 PCI 治疗原则。

6. 药物治疗方案与评价实践

（1）掌握 ACS 治疗药物如溶栓药物、抗心肌缺血药物、抗血小板药物、抗凝药物、调脂药物的分类、作用机制、临床应用及常见的不良反应与处理原则，能够评价患者药物治疗的合理性以及治疗效果；

（2）熟悉 ACS 患者血脂控制的目标值，能够评价个体 ACS 患者血脂水平是否达标；

（3）了解 ACS 患者血压、血糖、心率控制目标值及评价相关治疗药物剂量是否需要调整；

（4）熟悉经皮冠状动脉介入治疗患者的围术期抗栓方案，能够评价围术期抗栓方案是否合理。

7. 药学监护实践

（1）在教师指导下，能够为 ACS 患者提供健康教育和用药指导，包括 ACS 基本知识、急救措施、药物正确使用方法；常见药品不良反应的自我监测与应对措施；日常健康生活方式等；

（2）熟悉药品不良反应及不良事件报告程序，关注 ACS 临床治疗中可能出现的不良事件，在教师指导下能够正确填写报告表；

（3）掌握 ACS 常见治疗药物的正确服用方法，特别是某些特殊剂型，如单硝酸异山梨酯缓释片、琥珀酸美托洛尔缓释片、阿司匹林肠溶片等药物的使用注意事项；

（4）了解如何对 ACS 患者的治疗方案进行疗效观察与评估以及提出药学监护要点，包括：当前药物治疗方案的疗效评估方法与持续监护计划、用药安全性评估与持续监护计划、患者用药依从性评估方法与用药指导、联合用药风险和获益评估与建议。

8. 学生应完成的作业

（1）完成 ACS 病例全程药学监护≥3 例；

（2）参加 ACS 患者教学查房≥10 人次；

（3）完整书写 ACS 教学药历≥1 份；

（4）在教师指导下，完成 ACS 患者（包括门诊患者）用药教育≥10 人次；

（5）在教师指导下，完成 ACS 住院患者用药医嘱审核（全程跟踪）≥3 例；

（6）在教师指导下，完成药品不良反应报告≥1 例；

（7）参加 ACS 相关病例讨论会≥2 次；

（8）在教师指导下，解读 ACS 患者心电图≥2 份；

（9）在教师指导下，解读 ACS 患者血脂检查结果≥5 份。

（三）考核

1. 学生的出科考核，以现场（或模拟现场）技能考核为主，考核至少涵盖以下要点。

（1）包括对 ACS 患者进行问诊；

（2）选择一例 ACS 患者进行病例汇报；

（3）对 ACS 患者进行用药指导、医嘱审核与治疗方案评估。

2. 考核成绩评定：按各学校要求评分。

三、心力衰竭

心力衰竭是多种原因导致心脏结构和/或功能的异常改变，使心室收缩和/或舒张功能发生障碍，从而引起的一组复杂临床综合征，主要表现为呼吸困难、疲乏和液体潴留（肺淤血、体循环淤血及外周水肿）等。心力衰竭是各种心脏疾病的严重表现或晚期阶段，死亡率和再住院率居高不下。我国人口老龄化加剧，冠心病、高血压、糖尿病、肥胖等慢性病的发病呈上升趋势，医疗水平的提高使心脏疾病患者生存期延长，导致我国心力衰竭患病率呈持续升高趋势。

在临床药学本科生实习阶段，本病种教学的主要任务是通过参与心力衰竭患者的治疗实践，引导学生学习如何应用医学和药学基本理论、基本知识解决临床药物治疗中的实际问题，树立以患者为中心的职业理念，培养正确的临床用药思维，掌握处方/用药医嘱审核、监护重点、用药教育和人文沟通交流等药学服务基本技能。同时，通过本实习阶段的教学帮助学生认识与了解伴有合并症、脏器功能不全、复杂用药患者的药物治疗过程。

（一）教学目的

（1）掌握慢性心力衰竭的药物治疗，掌握用药医嘱审核和用药教育等药学监护基本技能；

（2）熟悉心力衰竭的预防措施；

（3）了解急性心力衰竭的病因和诱因及临床表现与治疗、心力衰竭常见合并症的处理。

（二）教学内容与要求

1. 了解下列症状和体征在心力衰竭诊疗中的意义

（1）不同程度的呼吸困难，如劳力性呼吸困难、端坐呼吸、夜间阵发性呼吸困难；

（2）咳嗽、咳痰（白色浆液性泡沫痰与粉红色泡沫痰）、咯血；

（3）乏力、疲倦、运动耐量减低、头晕、心慌等；

（4）肺部湿性啰音；

（5）消化道症状；

（6）下肢水肿；

（7）颈静脉回流征。

2. 熟悉重要实验室检查指标在心力衰竭临床诊疗中的意义

BNP、NT - proBNP、电解质等。

3. 了解常用影像学检查在心力衰竭临床诊疗中的意义

X 线胸片、超声心动图等。

4. 学习国内外心力衰竭相关临床诊疗指南

（1）熟悉心力衰竭常用药物及其药物治疗方案；

（2）了解心力衰竭的预防措施。

5. 药物治疗方案与评价实践

（1）掌握利尿剂、肾素 - 血管紧张素系统抑制剂、血管紧张素受体脑啡肽酶抑制剂、β 受体阻滞药、醛固酮受体拮抗剂、特异性 I_f 电流抑制剂、钠 - 葡萄糖共转运蛋白 2 抑制剂、洋地黄类等慢性心力衰竭治疗药物的作用机制与临床应用、常见不良反应与处理；

（2）掌握心力衰竭患者利尿剂使用原则及常用利尿剂的特点，能够评价患者利尿治疗的效果；

（3）掌握心力衰竭神经内分泌拮抗治疗的措施，能够评价患者心力衰竭药物治疗的合理性；

（4）熟悉心功能评价方法，能够对患者心功能进行 NYHA 分级；

（5）了解利尿剂、血管扩张剂、正性肌力药、血管收缩药等急性心力衰竭治疗药物的作用机制与临床应用、常见不良反应与处理。

6. 药学监护实践

（1）在教师指导下，能够为患者提供健康教育和用药指导，包括心力衰竭的基本常识、药物正确使用方法；常见药品不良反应的自我监测与应对措施；日常健康生活方式等；

（2）熟悉药品不良反应及不良事件报告程序，关注心力衰竭临床治疗中可能出现的不良事件，在教师指导下能够正确填写报告表；

（3）了解如何对心力衰竭患者的治疗方案进行疗效观察与评估以及提出药学监护要点，包括：当前药物治疗方案的疗效评估方法与持续监护计划、用药安全性评估与持续监护计划、患者用药依从性评估方法与用药指导、联合用药风险和获益评估与建议。

7. 学生应完成的作业

（1）完成心力衰竭病例全程药学监护≥3 例；

（2）参加心力衰竭患者的教学查房≥10 人次；

（3）完整书写心力衰竭患者教学药历≥1 份；

（4）在教师指导下，完成心力衰竭患者（包括门诊患者）用药教育≥10 人次；

（5）在教师指导下，完成心力衰竭住院患者用药医嘱审核（全程跟踪）≥3 例；

（6）在教师指导下，完成药品不良反应报告≥1 例；

（7）参加心力衰竭相关病例讨论会≥2 次。

（三）考核

1. 学生的出科考核，以现场（或模拟现场）技能考核为主，考核至少涵盖以下要点。

（1）包括对心力衰竭患者进行问诊；

（2）选择一例心力衰竭患者进行病例汇报；

（3）对心力衰竭患者进行用药指导、医嘱审核与治疗方案评估。

2. 考核成绩评定：按各学校要求评分。

四、心房颤动

心房颤动（房颤）是一种以快速、无序心房电活动为特征的室上性快速性心律失常，是最常见的心律失常之一。血栓栓塞性并发症是房颤致死、致残的主要原因。房颤患者的治疗目标就是将房颤转复并维持窦性节律，不能恢复并维持窦性节律时控制心室率，同时预防或减少房颤引起的血栓栓塞事件。

在临床药学本科生实习阶段，本病种教学的主要任务是通过参与房颤患者的治疗实践，引导学生学习如何应用医学和药学基本理论、基本知识解决临床药物治疗中的实际问题，树立以患者为中心的职业理念，培养正确的临床用药思维，掌握处方/用药医嘱审核、监护重点、用药教育和人文沟通交流等药学服务基本技能。同时，通过本实习阶段的教学帮助学生认识与了解伴有合并症、脏器功能不全、复杂用药患者的药物治疗过程。

（一）教学目的

（1）掌握房颤患者信息收集及评估方法，掌握用药医嘱审核、用药教育等药学监护基本技能；

（2）熟悉房颤患者的药物治疗方案及抗栓治疗方案；

（3）了解房颤患者常见合并症、并发症的处理原则。

（二）教学内容与要求

1. 熟悉下列症状和体征在房颤临床诊疗中的意义

（1）主要体征：脉律不齐、脉搏短绌、颈静脉搏动不规则、第一心音强弱不等、节律绝对不规整等；

（2）房颤引起心室停搏可导致脑供血不足而发生黑矇、晕厥；

（3）房颤引起的心室率异常、心悸、乏力、胸闷、运动耐量下降等；

（4）房颤并发左心房附壁血栓易引起动脉栓塞及其临床表现。

2. 了解常用实验室检查在房颤临床诊疗中的意义

包括血清电解质、肝肾功能、血常规、甲状腺功能等。

3. 了解常用影像学检查在房颤临床诊疗中的意义

包括 X 线胸片、经胸超声心动图、经食管超声心动图等检查，以明确有无心脏结构和功能异常，心房大小及是否有附壁血栓等。

4. 了解房颤患者的心电图特点

5. 学习国内外房颤相关临床诊疗指南

（1）熟悉房颤常用药物及其药物治疗方案；

（2）了解房颤的流行病学、分类、发生机制及危害。

6. 药物治疗方案与评价实践

（1）掌握房颤患者血栓栓塞危险评估方法和抗凝出血危险评估方法，能够对房颤患者进行血栓栓塞危险评估及抗凝出血危险评估，并根据评估结果评价患者的抗栓方案；

（2）能够评价房颤患者抗凝治疗的效果及房颤患者心室率控制情况；

（3）掌握华法林、新型口服抗凝药物、控制心室率药物、转复窦律及维持窦律药物的作用机制与临床应用、常见不良反应与处理；

（4）熟悉房颤特殊人群、特殊时期的抗凝治疗及抗凝药物的中断与桥接。

7. 药学监护实践

（1）在教师指导下，能够为患者提供健康教育和用药指导，包括房颤的基本常识、药物正确使用方法；常见药品不良反应的自我监测与应对措施；日常健康生活方式等；

（2）熟悉药品不良反应及不良事件报告程序，关注房颤临床治疗中可能出现的不良事件，在教师指导下能够正确填写报告表；

（3）熟悉抗凝药物中断及桥接时期的药学监护要点；

（4）掌握如何对房颤患者进行栓塞和出血风险评估；

（5）了解如何对房颤患者的治疗方案进行疗效观察与评估以及提出药学监护要点，包括：当前药物治疗方案的疗效评估方法与持续监护计划、用药安全性评估与持续监护计划、患者用药依从性评估方法与用药指导、联合用药风险和获益评估与建议。

8. 学生应完成的作业

（1）完成房颤病例全程药学监护≥3例；

（2）参加房颤患者的教学查房≥10人次；

（3）完整书写房颤患者教学药历≥1份；

（4）在教师指导下，完成房颤患者（包括门诊患者）抗凝治疗教育≥10人次；

（5）在教师指导下，完成房颤住院患者用药医嘱审核（全程跟踪）≥3例；

（6）在教师指导下，完成药品不良反应报告≥1例；

（7）参加房颤相关病例讨论会≥2次；

（8）对于开展华法林基因检测项目的医院，在教师指导下阅读华法林基因检测报告≥2份。

（三）考核

1. 学生的出科考核，以现场（或模拟现场）技能考核为主，考核至少涵盖以下要点。

（1）包括对房颤患者进行问诊；

（2）选择一例房颤患者进行病例汇报；

（3）对房颤患者进行用药指导、医嘱审核与治疗方案评估。

2. 考核成绩评定：按各学校要求评分。

第四章 临床药学本科专业消化内科实践教学大纲

消化内科是一门临床二级学科，以研究、诊断、治疗及预防消化系统疾病为主要任务。消化内科常见疾病包括酸相关性疾病、肝胆疾病、炎症性肠病、胰腺炎及其他相关疾病。近年来消化系统疾病在我国发病率呈上升趋势，已成为危害我国人民健康的主要原因之一。

根据《临床药学专业教学质量国家标准》和《全国临床药学本科专业实践教学基地教学指南（试行）》，临床药学专业本科生在消化内科实践教学时间应不少于6周，可选择酸相关性疾病、肝硬化、炎症性肠病、胰腺炎等1~2个常见病种为重点进行教学。为促进临床药学本科生掌握专业基本理论、基本知识和基本技能，提高消化内科临床实践教学质量，特制定本大纲，以指导教学和考核。

一、酸相关性疾病

酸相关性疾病是消化系统最为常见的疾病之一，是由于胃酸分泌过多或对胃酸特别敏感而引起的一类消化道疾病的总称。酸相关性疾病包括胃食管反流病、消化性溃疡等。这一类疾病虽然临床表现及治疗方案各有特点，但治疗目的均为消除或减轻症状，促进损伤的消化道黏膜修复和生长。

（一）教学目的

（1）掌握酸相关性疾病患者的信息采集、整理与评估方法及用药医嘱审核、用药指导、药学监护、健康教育等药学服务基本技能；

（2）熟悉酸相关性疾病的临床表现、治疗原则、药物治疗方案及常见药物的应用与评估；

（3）了解酸相关性疾病常见并发症的处理原则。

（二）教学内容与要求

1. 酸相关性疾病的临床表现

（1）熟悉反流性食管炎的典型症状和非典型症状及其在酸相关性疾病诊

疗中的意义；

（2）了解消化道出血程度评估和周围循环状态判断；

（3）了解腹痛的节律性特征及在临床诊疗中的意义。

2. 常用实验室检查和影像学检查在酸相关性疾病临床诊疗中的意义

（1）掌握贫血的血常规变化在消化道出血诊断与治疗中的应用；

（2）熟悉胃镜检查及组织活检在消化性溃疡临床诊疗中的意义；

（3）熟悉粪隐血检查的临床意义；

（4）了解 Hp 检测的常见方法及其临床诊疗意义；

（5）了解 24 小时食管 pH 值监测、食管 X 线钡餐造影检查及食管测压检查在胃食管反流病临床诊疗中的意义。

3. 学习国内外酸相关性疾病的临床诊疗指南

（1）熟悉酸相关性疾病的药物治疗原则；

（2）熟悉幽门螺杆菌根除方案；

（3）了解酸相关性疾病评估分级；

（4）了解消化道出血的非药物治疗。

4. 药物治疗方案与评价实践

（1）掌握反流性食管炎、消化性溃疡常见治疗药物的选择及应用，能够对个体化药物治疗方案进行评估；

（2）熟悉胃食管反流病、消化性溃疡维持治疗、根除幽门螺杆菌疗法的用药方案及评估方法；

（3）熟悉常用抑酸药、胃黏膜保护药、胃肠促动力药的正确应用与临床评价；

（4）了解抑酸药物与其他药物联合使用的合理性评估。

5. 药学监护实践

（1）在教师指导下，针对个体患者的病情和药物治疗方案，制定药学监护计划，至少包括以下要点：药物疗效观察与评估；用药安全性监护措施与评估；患者用药依从性监护等；

（2）在教师指导下，能够为患者提供健康教育和用药指导，包括酸相关性疾病常识；个体化药物治疗方案及药品正确使用方法；常见药品不良反应的自我监测与应对措施；日常健康生活方式等；

（3）熟悉药品不良反应及不良事件报告程序，关注治疗中可能出现的不良事件，在教师指导下能够正确填写报告表。

6. 学生应完成的作业

（1）参加酸相关性疾病患者全程教学查房≥10 例；

（2）完成酸相关性疾病病例全程药学监护≥3 例；

（3）完整书写酸相关性疾病教学药历≥1 份；

（4）在教师指导下，完成酸相关性疾病患者（包括门诊患者）用药教育≥10 人次；

（5）在教师指导下，完成住院酸相关性疾病患者用药医嘱审核（全程跟踪）≥3 例；

（6）在教师指导下，完成药品不良反应报告≥2 份；

（7）参加酸相关性疾病病例讨论会≥2 次；

（8）在教师指导下，解读酸相关性疾病患者影像学或胃肠镜检查报告≥2 份。

（三）考核

1. 考核模式

出科考核，可选以下方式之一。

（1）过站式考核　现场或模拟临床场景，推荐采用客观结构化临床考核模式；

（2）病例（案例）考核。

2. 考核内容

（1）抑酸药、胃黏膜保护药、胃肠促动力药的医嘱审核与治疗方案评估；

（2）胃食管反流病、消化性溃疡、幽门螺杆菌感染患者的问诊考核与病例汇报；

（3）对患者（或模拟标准化患者）进行抑酸药、胃黏膜保护药、胃肠促动力药的用药指导。

3. 成绩评定

（1）日常表现及作业成绩评定（50%），内容参见学生作业基本要求；

（2）出科考核（50%），内容参见过站式考核和病例（案例）考核；

（3）可采用"合格""不合格"或百分制（≥60 分为及格）。

二、肝硬化

肝硬化是由一种或多种原因引起的、以肝组织弥漫性纤维化、假小叶和再生结节为组织学特征的进行性慢性肝病。肝硬化代偿期无明显临床症状，肝硬化失代偿期以门静脉高压和肝功能严重损伤为特征，患者常因并发腹水、消化道出血、脓毒症、肝性脑病、肝肾综合征和癌变等导致多脏器功能衰竭而死亡。

通过本阶段的教学帮助学生强化药物代谢及影响因素的基础知识，对于入院治疗时伴有合并症、脏器功能不全、复杂用药情况的部分患者的药物治疗建立初步的了解。

（一）教学目的

（1）掌握肝硬化患者的信息采集、整理方法及用药医嘱审核、用药指导、药学监护、健康教育等药学服务基本技能；

（2）熟悉肝硬化的分期、临床表现、治疗原则、药物治疗方案及常见药物的应用与评估；

（3）了解肝硬化的病因、发病机制及常见合并症的处理原则。

（二）教学内容与要求

1. 肝硬化的临床表现与肝脏储备功能的量化评估

（1）熟悉肝功能代偿期和肝功能失代偿期的概念、症状与体征；
（2）了解 Child – Pugh 分级标准及临床意义。

2. 常用影像学、消化内镜、实验室检查等在肝硬化临床诊疗中的意义

（1）熟悉腹部 B 超、CT 或 MRI、消化内镜检查报告的解读；
（2）熟悉常见肝功能检查项目及检查报告的解读；
（3）了解肝硬化患者的病原学、免疫学、纤维化、腹腔积液检查及肝组织活检的临床意义。

3. 学习国内外肝硬化相关临床诊疗指南

（1）熟悉肝硬化的药物治疗原则和主要用药；
（2）熟悉肝硬化门静脉高压食管胃静脉曲张出血的防治措施。

4. 药物治疗方案与评价实践

（1）掌握降低门脉压力药物治疗食管胃静脉曲张出血的用药原则与停药指征；
（2）熟悉预防食管胃静脉曲张出血药物的使用指征及疗效评价方法；
（3）熟悉治疗肝硬化腹水常用利尿药的正确使用与评估；
（4）了解肝硬化常见合并症的药物治疗；

（5）了解临床用药中可能导致肝功能损害的风险规避。

5. 药学监护实践

（1）在教师指导下，针对个体患者的病情和药物治疗方案，制定药学监护计划，至少包括以下要点：药物疗效观察与评估；用药安全性监护措施与评估；患者用药依从性监护等；

（2）在教师指导下，能够为患者提供健康教育和用药指导，包括肝硬化疾病常识；个体化药物治疗方案及药品正确使用方法；常见药品不良反应的自我监测与应对措施；日常健康生活方式等；

（3）熟悉药品不良反应及不良事件报告程序，关注治疗中可能出现的不良事件，在教师指导下能够正确填写报告表。

6. 学生应完成的作业

（1）参加肝硬化患者的教学查房≥10人次；

（2）完成肝硬化患者全程药学监护≥3例；

（3）完整书写肝硬化患者教学药历≥1份；

（4）在教师指导下，完成肝硬化患者用药教育≥10人次；

（5）在教师指导下，完成住院肝硬化患者用药医嘱审核（全程跟踪）≥3例；

（6）在教师指导下，填写药品不良反应报告≥1份；

（7）参加肝硬化相关病例讨论会≥2次；

（8）在教师指导下，解读肝功能、肝炎病毒学及免疫学、基因检测报告各≥2份。

（三）考核

1. 考核模式

出科考核，可选以下方式之一。

（1）过站式考核　现场或模拟临床场景，推荐采用客观结构化临床考核模式；

（2）病例（案例）考核。

2. 考核内容

（1）肝硬化治疗的医嘱审核与治疗方案评估；

（2）肝硬化患者的问诊考核与病例汇报；

（3）对患者（或模拟标准化患者）进行肝硬化治疗药物的用药指导。

3. 成绩评定

（1）日常表现及作业成绩评定（50%），内容参见学生作业基本要求；

（2）出科考核（50%），内容参见过站式考核和病例（案例）考核；

（3）可采用"合格""不合格"或百分制（≥60分为及格）。

三、炎症性肠病

炎症性肠病（inflammatory bowel disease，IBD）是一种病因不清的慢性非特异性肠道炎症疾病，包括溃疡性结肠炎（ulcerative colitis，UC）和克罗恩病（Crohn's disease，CD）。溃疡性结肠炎是结肠黏膜层和黏膜下层连续性炎症，通常先累及直肠，逐渐向全结肠蔓延。克罗恩病为可累积全消化道的肉芽肿性炎症，非连续性，最常累积部位为末端回肠、结肠和肛周。

（一）教学目的

（1）掌握炎症性肠病患者信息收集、整理方法及用药医嘱审核、用药指导、药学监护、健康教育等药学服务基本技能；

（2）熟悉炎症性肠病的诊断及分期分级、临床表现、治疗原则、药物治疗方案及常见药物的应用与评估；

（3）了解炎症性肠病的病因、辅助检查的临床意义及常见合并症的药物治疗。

（二）教学内容与要求

1. 炎症性肠病的分级分期及临床表现

（1）掌握活动期炎症性肠病的分级（轻度、重度、重度）的概念；

（2）熟悉溃疡性结肠炎、克罗恩病的常见症状或体征；

（3）了解炎症性肠病的病因、发病机制、诱发因素等。

2. 有关影像学、实验室检查在炎症性肠病临床诊疗中的意义

（1）熟悉肠镜检查及检查报告的解读；

（2）熟悉炎症性肠病患者常见的影像学检查报告的解读；

（3）了解炎症性肠病相关的病理学检查、基因检测的临床意义。

3. 学习国内外炎症性肠病相关临床诊疗指南

（1）熟悉炎症性肠病的药物治疗方案；

（2）了解炎症性肠病的药物治疗进展。

4. 药物治疗方案与评价实践

（1）熟悉活动期重度炎症性肠病、缓解期炎症性肠病治疗药物的应用与评价，能够对个体化药物治疗方案进行评估；

（2）熟悉溃疡性结肠炎、克罗恩病常见治疗药物的应用与评价；

（3）了解炎症性肠病合并症的药物治疗。

5. 药学监护实践

（1）在教师指导下，针对个体患者的病情和药物治疗方案，制定药学监护计划，至少包括以下要点：药物疗效观察与评估；用药安全性监护措施与评估；患者用药依从性监护等；

（2）在教师指导下，能够为患者提供健康教育和用药指导，包括：炎症性肠病常识；个体化药物治疗方案及药品正确使用方法；常见药品不良反应的自我监测与应对措施；日常健康生活方式等；

（3）熟悉炎症性肠病常用药物的药学监护要点，包括糖皮质激素、免疫抑制药物、生物制剂等；

（4）熟悉药品不良反应及不良事件报告程序，关注 PD 治疗中可能出现的不良事件，在教师指导下能够正确填写报告表。

6. 学生应完成的作业

（1）参加炎症性肠病患者的全程教学查房≥10 例；

（2）完成炎症性肠病患者全程药学监护≥3 例；

（3）完整书写炎症性肠病患者教学药历≥1 份；

（4）在教师指导下，完成炎症性肠病患者用药教育≥10 人次；

（5）在教师指导下，完成住院炎症性肠病患者用药医嘱审核（全程跟踪）≥3 例；

（6）在教师指导下，填写药品不良反应报告≥1 份；

（7）参加炎症性肠病相关病例讨论会≥2 次；

（8）在教师指导下，解读炎症性肠病患者的影像学、肠镜、实验室等检查报告≥2 份。

（三）考核

1. 考核模式

出科考核，可选以下方式之一。

（1）过站式考核　现场或模拟临床场景，推荐采用客观结构化临床考核模式；

（2）病例（案例）考核。

2. 考核内容

（1）炎症性肠病治疗的医嘱审核与治疗方案评估；
（2）炎症性肠病患者的问诊考核与病例汇报；
（3）对患者（或模拟标准化患者）进行炎症性肠病治疗药物的用药指导。

3. 成绩评定

（1）日常表现及作业成绩评定（50%），内容参见学生作业基本要求；
（2）出科考核（50%），内容参见过站式考核和病例（案例）考核；
（3）可采用"合格""不合格"或百分制（≥60分为及格）。

四、胰腺炎

胰腺炎主要分为急性胰腺炎（acute pancreatitis）和慢性胰腺炎（chronic pancreatitis）。急性胰腺炎是由多种病因致胰酶在胰腺内被激活后引起胰腺组织自身消化、水肿、出血甚至坏死的炎症反应。慢性胰腺炎是由各种病因所致的胰腺局部、节段性或弥漫性的慢性进展性炎症，从而导致胰腺组织和（或）胰腺功能不可逆的损害。

（一）教学目的

（1）掌握急、慢性胰腺炎患者信息收集与整理方法；急慢性胰腺炎患者临床用药医嘱审核、用药教育等药学服务基本技能；
（2）熟悉急、慢性胰腺炎常用药物治疗方案与评价；
（3）了解急、慢性胰腺炎常见合并症、并发症的处置。

（二）教学内容与要求

1. 胰腺炎的临床表现

（1）掌握以下症状或体征在胰腺炎临床诊疗中的意义：腹痛、恶心、呕吐、腹胀、发热、厌食油腻、乏力、脂肪泻、肠鸣音减弱或消失、抽搐、黄疸；
（2）熟悉胰腺炎的典型症状和非典型症状及其在诊疗中的意义；
（3）熟悉急性胰腺炎程度的判定；
（4）了解急、慢性胰腺炎临床症状的差异及其在诊疗中的意义；
（5）了解急性胰腺炎发作过程中周围循环状态及相关脏器功能变化的判断；

（6）了解胰腺炎病因及发病机制。

2. 常用实验室检查和影像学检查在胰腺炎临床诊疗中的意义

（1）熟悉血淀粉酶或脂肪酶检查的临床意义及检查报告的解读；

（2）熟悉血常规、C反应蛋白（CRP）、降钙素原（PCT）及其他血生化检查报告的解读；

（3）了解上腹部B超、CT、MRCP、ERCP检查的临床意义及检查报告的解读。

3. 学习国内外胰腺炎相关临床诊疗指南

（1）熟悉急、慢性胰腺炎常用药物和药物治疗原则；

（2）了解急性胰腺炎缓解期、慢性胰腺炎的治疗药物及非药物疗法。

4. 药物治疗方案与评价实践

（1）掌握常用抑制胰液分泌、抑制胰酶活性药物的选择及应用，能够对个体化药物治疗方案进行评估；

（2）熟悉常用抑酸、止痛药物、胰酶制剂的临床应用及评价；

（3）熟悉急性胰腺炎抗感染药物的临床应用指导原则；

（4）了解急、慢性胰腺炎治疗的水、电解质补充及营养支持方案；

（5）了解芒硝、大黄等中药及复方制剂治疗急、慢性胰腺炎的临床应用。

5. 药学监护实践

（1）在教师指导下，针对个体患者的病情和药物治疗方案，制定药学监护计划，至少包括以下要点：药物疗效观察与评估；用药安全性监护措施与评估；患者用药依从性监护等；

（2）在教师指导下，能够为患者提供健康教育和用药指导，包括急、慢性胰腺炎疾病常识；个体化药物治疗方案及药品正确使用方法；常见药品不良反应的自我监测与应对措施；日常健康生活方式等；

（3）熟悉药品不良反应/不良事件的处置原则及报告程序，关注治疗中可能出现的不良事件，在教师指导下能够正确填写报告表。

6. 学生应完成的作业

（1）参加急、慢性胰腺炎患者全程教学查房≥10人次；

（2）完成急、慢性胰腺炎患者全程药学监护≥3例；

（3）完整书写急、慢性胰腺炎教学药历≥1份；

（4）在教师指导下，完成MG患者（包括门诊患者）用药教育≥10人次；

（5）在教师指导下，完成住院急、慢性胰腺炎患者用药医嘱审核（全程跟踪）≥3 例；

（6）参加急、慢性胰腺炎相关病例讨论会≥2 次；

（7）在教师指导下，填写药品不良反应报告≥1 份；

（8）在教师指导下，解读血淀粉酶或脂肪酶、血常规（包含 CRP、PCT）、电解质、肝肾功能、血糖、影像学检查报告各≥2 份。

（三）考核

1. 考核模式

出科考核，可选以下方式之一。

（1）过站式考核 现场或模拟临床场景，推荐采用客观结构化临床考核模式；

（2）病例（案例）考核。

2. 考核内容

（1）胰腺炎治疗的医嘱审核与治疗方案评估；

（2）胰腺炎患者的问诊考核与病例汇报；

（3）对患者（或模拟标准化患者）进行胰腺炎治疗药物的用药指导。

3. 成绩评定

（1）日常表现及作业成绩评定（50%），内容参见学生作业基本要求；

（2）出科考核（50%），内容参见过站式考核和病例（案例）考核；

（3）可采用"合格""不合格"或百分制（≥60 分为及格）。

第五章 临床药学本科专业内分泌科实践教学大纲

内分泌科是研究内分泌腺及相应激素的学科。内分泌系统除其固有的内分泌腺体（垂体、甲状腺、甲状旁腺、肾上腺、胰岛、性腺）外，尚有分布在心血管、胃肠道、肾、脂肪组织、脑（尤其是下丘脑）部位的内分泌组织和细胞。内分泌系统辅助神经系统，将体液性信息物质传递到全身各靶细胞，发挥对细胞的生物作用。内分泌系统疾病是一种常见疾病，可由多种原因引起病理和病理生理改变，分为激素过多、激素缺乏、激素抵抗三种类型。

依据《临床药学专业教学质量国家标准》《全国临床药学本科专业实践教学基地教学指南（试行）》，临床药学专业本科生的内分泌专业实践教学时间应不少于6周，可选择糖尿病、甲状腺功能亢进症、甲状腺功能减退症、痛风与（或）高尿酸血症等1~2个病种为重点进行教学。为促进临床药学本科生掌握本专业的基本理论、基本知识和基本技能，提高内分泌科临床实践的教学质量，特制定本大纲，以指导内分泌科临床药学本科生实习期间的教学和考核。

一、糖尿病

糖尿病（diabetes mellitus，DM）是一组由多病因引起的以慢性高血糖为特征的，由于胰岛素分泌和（或）作用缺陷所引起的代谢性疾病。长期碳水化合物以及脂肪、蛋白质代谢紊乱可引起多系统损害，导致眼、肾、神经、心脏、血管等组织器官慢性进行性病变、功能减退及衰竭；病情严重或应激时可发生急性代谢紊乱，如糖尿病酮症酸中毒、高渗综合征。糖尿病分为1型糖尿病、2型糖尿病、特殊类型糖尿病和妊娠期糖尿病，以2型糖尿病最为多见。

作为本科生实习阶段的学习病种，需以掌握糖尿病药物治疗的基本知识和理论，掌握医嘱审核、用药教育等药学服务基本技能为主要教学目的。同时通过本实习阶段的教学，帮助学生对于入院治疗时伴有并发症、脏器功能不全、复杂用药情况的部分患者的药物治疗建立初步的了解。

（一）教学目的

（1）掌握糖尿病患者的信息采集与健康管理技能、药学评估技能；用药

医嘱审核、用药教育等药学监护的基本技能;

(2) 熟悉糖尿病的常见药物治疗方案;糖尿病常见并发症的药物治疗方案;

(3) 了解糖尿病的常见急、慢性并发症的治疗原则。

(二) 教学内容与要求

1. 熟悉下列主要症状和体征在糖尿病临床诊疗中的意义

(1) 多食、多饮、多尿、体重下降;

(2) 大血管病变的主要症状:心肌缺血、脑缺血、间歇性跛行等;

(3) 微血管病变的主要症状:泡沫尿、视物模糊等;

(4) 周围神经病变的主要症状:手足麻木、疼痛等。

2. 掌握/熟悉常用实验室检查、影像学检查及特殊检查在糖尿病临床诊疗中的意义

(1) 掌握空腹血糖、随机血糖、口服葡萄糖耐量 (oral glucose tolerance test, OGTT) 后 2 小时血糖、糖化血红蛋白 (HbA$_{1c}$) 等指标的正常值范围及对糖尿病诊疗的临床意义,正确解读上述检查的结果报告;

(2) 熟悉以空腹血糖和糖负荷后 2 小时血糖测定为基础的糖代谢状态分类;血、尿、大便常规的检查结果报告解读;肝功、肾功、血脂、电解质、尿肾功检查结果解读;

(3) 了解心电图、肌电图、眼底检查结果在糖尿病临床诊疗中的意义。

3. 学习国内外糖尿病相关临床诊疗指南

(1) 掌握诊疗指南中关于 2 型糖尿病的综合控制目标与高血糖治疗路径;掌握糖尿病常用药物,包括胰岛素及其类似物、双胍类、磺脲类与非磺脲类促泌剂、α 葡萄糖苷酶抑制剂、胰高糖素样肽 – 1 (GLP – 1) 受体激动剂、二肽基肽酶 – 4 (DPP – 4) 抑制剂、钠 – 葡萄糖协同转运蛋白 – 2 抑制剂 (SGLTi) 等药物的分类、作用机制与临床应用、常见不良反应与处理;

(2) 熟悉国内外最新发布的糖尿病诊疗指南及相关药物临床应用专家共识中对相关药物治疗的推荐更新;

(3) 熟悉诊疗指南中关于糖尿病的诊断与分型、糖尿病的教育和管理要点、生活方式调整要点;

(4) 了解糖尿病的流行病学特点、糖尿病流行的可能影响因素。

4. 药物治疗方案与评价实践

(1) 掌握胰岛素与其他降糖药物的正确应用与临床评价;

（2）熟悉常见大血管并发症相关治疗药物（包括降压药、调脂药、抗血小板药等）的正确应用与临床评价；

（3）熟悉改善微循环药物、营养神经药物的正确应用与临床评价；

（4）熟悉抗感染药物的药动/药效学特点，糖尿病常见感染并发症中病原微生物及抗菌药物的使用与管理。

5. 药学监护实践

（1）在教师指导下，能够为糖尿病患者提供健康教育和用药指导，包括：糖尿病基本常识；糖尿病治疗药物的正确使用方法；常见药品不良反应的自我监测与应对措施；健康生活方式等；

（2）熟悉药品不良反应及不良事件报告程序，关注糖尿病临床治疗中可能出现的不良事件，在教师指导下能够正确填写报告表；

（3）了解糖尿病并发症及药学监护要点，如糖尿病酮症酸中毒、糖尿病肾病、糖尿病视网膜病变、糖尿病足、糖尿病周围神经病变等。

6. 学生应完成的作业

（1）完成 2 型糖尿病病例全程药学监护≥3 例；

（2）完成 2 型糖尿病教学查房≥10 人次；

（3）完成 2 型糖尿病教学药历≥1 份；

（4）在教师指导下，完成药物不良反应报告≥1 份；

（5）参加 2 型糖尿病相关病例讨论会≥2 次；

（6）在教师的指导下，完成 2 型糖尿病住院患者用药的医嘱审核≥3 例（应为住院患者完整的药物治疗过程审核）；

（7）在教师指导下，完成降糖药物使用的患者教育≥10 人次（包括门诊患者）；

（8）在教师指导下，完成口服葡萄糖耐量试验结果解读≥2 份。

（三）考核

1. 考核模式

出科考核，可选以下方式之一。

（1）过站式考核　现场或模拟临床场景，推荐采用客观结构化临床考核模式；

（2）病例（案例）考核。

2. 考核内容

（1）降糖药物的医嘱审核与治疗方案评估；

（2）2 型糖尿病患者的问诊考核与病例汇报；

（3）对患者（或模拟标准化患者）进行胰岛素或口服降糖药的用药指导。

3. 成绩评定

（1）日常表现及作业成绩评定（50%），内容参见学生作业基本要求；

（2）出科考核（50%），内容参见过站式考核和病例（案例）考核；

（3）可采用"合格""不合格"或百分制（≥60 分为及格）。

二、甲状腺功能亢进症

甲状腺功能亢进症（hyperthyroidism）简称甲亢，指甲状腺呈现高功能状态，产生和释放过多的甲状腺激素所致的一组疾病，其共同特征为甲状腺激素分泌增加而导致的高代谢和交感神经系统的兴奋性增加，病因不同者各有其不同的临床表现。甲亢应与甲状腺毒症（thyrotoxicosis）相区别，甲状腺毒症指组织暴露于过量的甲状腺激素而引起的特殊的代谢变化和组织功能的病理生理改变。

作为本科生实习阶段的学习病种，需以掌握甲亢药物治疗的基本知识和理论，掌握医嘱审核、用药教育等药学服务基本技能为主要的教学目的。同时通过本实习阶段的教学，帮助学生对于入院治疗时伴有并发症、脏器功能不全、复杂用药情况的部分患者的药物治疗建立初步的了解。

（一）教学目的

（1）掌握甲亢患者的信息采集与药学评估技能；用药医嘱审核、用药教育等药学监护的基本技能；

（2）熟悉甲亢的发病特点与病因；甲亢常见并发症的药物治疗方案；

（3）了解甲亢常见并发症的处理原则。

（二）教学内容与要求

1. 了解下列主要症状和体征在甲亢临床诊疗中的意义

（1）心慌、怕热、双手细颤、体重下降；

（2）甲状腺形态变化；

（3）甲状腺眼征的特点。

2. 掌握/熟悉常用的实验室检查、影像学检查及特殊检查等在甲亢临床诊疗中的意义

（1）掌握甲状腺功能报告，包括促甲状腺素（TSH）、血清游离三碘甲状腺原氨酸（FT_3）、血清总三碘甲状腺原氨酸（TT_3）、血清游离甲状腺素（FT_4）、血清总甲状腺素（TT_4）等指标的解读；

（2）熟悉促甲状腺素受体抗体（TRAb）、甲状腺刺激抗体（TSAb）、抗甲状腺过氧化物酶抗体（TPOAb）、甲状腺球蛋白抗体（TgAb）等检查指标的诊断意义；

（3）了解甲亢的 B 超特征、心率变化等检查结果在疾病治疗中的意义。

3. 学习国内外甲亢相关临床诊疗指南

（1）掌握相关临床诊疗指南推荐的常用药物治疗方案，包括甲巯咪唑和丙硫氧嘧啶的异同点、用法用量、药代与药效学特征、疗程、主要及严重的不良反应；甲亢的对症治疗，包括 β 受体拮抗剂、镇静催眠药的使用等；

（2）熟悉弥漫性毒性甲状腺肿（Graves 病）的诊断标准；高代谢症候群的临床表现；

（3）熟悉特殊人群（妊娠期、哺乳期）的药物治疗方案；

（4）了解针对甲亢的三种治疗方式（手术、^{131}I 治疗、药物治疗）及其特征、甲状腺毒症对心脏、肌肉等重要器官或组织的影响。

4. 药物治疗方案与评价实践

（1）掌握常用抗甲亢药物（包括甲巯咪唑和丙硫氧嘧啶）的正确应用与临床评价；

（2）熟悉常见并发症用药（包括 β 受体拮抗剂、维生素类、镇静催眠药等）的正确应用与临床评价；

（3）熟悉甲亢辅助治疗药物和围手术期用药的特点与使用方法。

5. 药学监护实践

（1）在教师指导下，能够为甲亢患者提供健康教育和用药指导，包括：甲亢基本常识；甲亢治疗药物的正确使用方法；常见药品不良反应的自我监测与应对措施；日常健康生活方式等；

（2）熟悉药品不良反应及不良事件报告程序，关注甲亢临床治疗中可能出现的不良事件，在教师指导下能够正确填写报告表；

（3）了解甲亢并发症/伴发疾病及药学监护要点，如甲亢伴心律失常；肝功能损害；粒细胞下降/缺乏等。

6. 学生应完成的作业

（1）完成甲亢病例全程药学监护≥3 例；

（2）参加甲亢患者全程教学查房≥10 人次；

（3）完成甲亢患者教学药历≥1 份；

（4）在教师指导下，完成药物不良反应报告≥1 份；

（5）参加甲亢相关病例讨论会≥2 次；

（6）在教师的指导下，完成甲亢住院患者用药的医嘱审核≥3 例（应为住院患者完整的药物治疗过程审核）；

（7）完成抗甲亢药物和/或放射性碘治疗和/或甲状腺次全切除术患者用药教育≥10 人次（包括门诊患者）；

（8）在教师指导下，完成甲状腺功能检查结果解读≥2 份。

（三）考核

1. 考核模式

出科考核，可选以下方式之一。

（1）过站式考核　现场或模拟临床场景，推荐采用客观结构化临床考核模式；

（2）病例（案例）考核。

2. 考核内容

（1）甲亢治疗的医嘱审核与治疗方案评估；

（2）甲亢患者的问诊考核与病例汇报；

（3）对患者（或模拟标准化患者）进行抗甲亢药物的用药指导。

3. 成绩评定

（1）日常表现及作业成绩评定（50%），内容参见学生作业基本要求；

（2）出科考核（50%），内容参见过站式考核和病例（案例）考核；

（3）可采用"合格""不合格"或百分制（≥60 分为及格）。

三、甲状腺功能减退症

甲状腺功能减退症（hypothyroidism）简称甲减，是由于甲状腺激素合成和分泌减少或组织作用减弱导致的全身代谢减低综合征。在所有甲减病例中，99% 以上的为原发性甲减，仅不足 1% 的病例为促甲状腺素（TSH）缺乏而引起。

作为本科生实习阶段的学习病种，需以掌握甲减药物治疗的基本知识和理论，掌握医嘱审核、用药教育等药学服务基本技能为主要的教学目的。同时通过本实习阶段的教学，帮助学生对于入院治疗时伴有并发症、脏器功能不全、复杂用药情况的部分患者的药物治疗建立初步的了解。

（一）教学目的

（1）掌握甲减患者的信息采集与药学评估技能；用药医嘱审核、用药教育等药学监护的基本技能；

（2）熟悉甲减的药物治疗方案；甲减常见并发症的药物治疗方案；

（3）了解特殊人群甲减临床药物治疗原则。

（二）教学内容与要求

1. 甲减主要症状和体征的临床意义

（1）畏寒、精神萎靡、嗜睡、体重增加；

（2）心动过缓、肌肉无力、皮肤粗糙；

（3）甲状腺形态变化；

（4）黏液性水肿的特点。

2. 掌握/熟悉常用实验室检查、影像学检查及特殊检查在甲减临床诊疗中的意义

（1）掌握甲状腺功能报告，包括 TSH、血清游离三碘甲腺原氨酸（FT_3）、血清总三碘甲状原氨酸（TT_3）、血清游离甲状腺素（FT_4）、血清总甲状腺素（TT_4）等指标的解读与诊断价值；

（2）熟悉抗甲状腺过氧化物酶抗体（TPOAb）、甲状腺球蛋白抗体（TgAb）的诊断意义；

（3）熟悉桥本甲状腺炎所致甲减的 B 超特征。

3. 学习国内外甲减相关临床诊疗指南

（1）掌握相关临床诊疗指南对甲减的药物替代治疗原则，左甲状腺素的起始用法用量、目标剂量的确定、药代与药效学特征、疗程、主要及严重的不良反应；

（2）熟悉甲减的诊断标准；熟悉亚临床甲减的特征；

（3）熟悉妊娠期、哺乳期等特殊人群甲减（或亚临床甲减）的药物治疗方案推荐；

（4）了解甲减常见并发症的特征，包括对血脂、心脏、肌肉等重要器官或组织的影响。

4. 药物治疗方案与评价实践

（1）掌握甲减替代治疗药物的正确应用与临床评价；

（2）掌握左甲状腺素与其他药物/食物的相互作用与处理方案。

5. 药学监护实践

（1）在教师指导下，能够为甲减患者提供健康教育和用药指导，包括：

甲减基本常识；甲减治疗药物的正确使用方法；常见药品不良反应的自我监测与应对措施；日常健康生活方式等；

（2）熟悉药品不良反应及不良事件报告程序，关注甲减临床治疗中可能出现的不良事件，在教师指导下能够正确填写报告表；

（3）了解甲减并发症/伴发疾病及药学监护要点，如甲减伴血脂异常；甲减伴心脏疾病等。

6. 学生应完成的作业

（1）完成甲减病例全程药学监护≥3例；

（2）参加甲减患者教学查房≥10人次；

（3）完成书写甲减教学药历≥1份；

（4）在教师指导下，完成药物不良反应报告≥1份；

（5）参加甲减相关病例讨论会≥2次；

（6）在教师的指导下，完成甲减住院患者用药的医嘱审核≥3例（应为住院患者完整的药物治疗过程审核）；

（7）完成左甲状腺素使用的患者教育≥10人次（包括门诊患者）

（8）在教师指导下，完成甲状腺功能检查结果解读≥2份。

（三）考核

1. 考核模式

出科考核，可选以下方式之一。

（1）过站式考核 现场或模拟临床场景，推荐采用客观结构化临床考核模式；

（2）病例（案例）考核。

2. 考核内容

（1）甲减治疗的医嘱审核与治疗方案评估；

（2）甲减患者的问诊考核与病例汇报；

（3）对患者（或模拟标准化患者）进行左甲状腺素片的用药指导。

3. 成绩评定

（1）日常表现及作业成绩评定（50%），内容参见学生作业基本要求；

（2）出科考核（50%），内容参见过站式考核和病例（案例）考核；

（3）可采用"合格""不合格"或百分制（≥60分为及格）。

四、痛风与高尿酸血症

痛风（gout）是一组嘌呤代谢紊乱所致的疾病，其临床特点为高尿酸血症及由此而引起的痛风性急性关节炎反复发作、痛风石沉积、痛风石性慢性关节炎和关节畸形，常累及肾脏，引起慢性间质性肾炎和尿酸肾结石形成。本病可分原发性和继发性两大类。原发性者少数由于酶缺陷引起，常伴高脂血症、肥胖、糖尿病、高血压病、动脉硬化和冠心病等。继发性者可由肾脏病、血液病及药物等多种原因引起。

高尿酸血症（hyperuricemia，HUA）是在正常嘌呤饮食状态下，非同日、两次空腹血尿酸水平高于420μmol/L（成年人，不分男性、女性）。HUA 和痛风是导致冠心病和脑血栓的独立危险因素。

作为本科生实习阶段的学习病种，需以掌握痛风及 HUA 药物治疗的基本知识和理论，掌握医嘱审核、用药教育等药学服务基本技能为主要的教学目的。同时通过本实习阶段的教学，帮助学生对于入院治疗时伴有并发症、脏器功能不全、复杂用药情况的部分患者的药物治疗建立初步的了解。

（一）教学目的

（1）掌握痛风与 HUA 患者的信息采集与药学评估技能；痛风与 HUA 用药医嘱审核、用药教育等药学监护的基本技能；

（2）熟悉痛风与 HUA 的常见药物治疗方案；痛风与 HUA 的发病特点；

（3）了解痛风与 HUA 的流行病学特点。

（二）教学内容与要求

1. 了解痛风主要症状和体征的临床意义

（1）痛风石常见部位；

（2）痛风急性关节炎期疾病发作的特点与临床表现。

2. 掌握/熟悉常用实验室检查、影像学检查及特殊检查在痛风临床诊疗中的意义

（1）掌握血尿酸测定的临床诊疗意义，正确解读检查报告及诊断；

（2）熟悉 X 线检查、CT（尤其是双源 CT）与磁共振（MRI）检查报告的解读与诊断价值；

（3）了解滑囊液或痛风石内容物检查的意义、超声影像中尿酸盐结晶沉积的双轨征、暴风雨征等。

3. 学习国内外痛风/HUA 临床诊疗指南

（1）掌握秋水仙碱、非甾体类抗炎药（non‐steroidal anti‐inflammatory drugs，NSAIDS）、糖皮质激素、别嘌呤醇、非布司他、苯溴马隆、丙磺舒等的用法用量、药代动力学特征、疗程、禁忌证、主要及严重的不良反应；

（2）熟悉临床诊疗指南中对于缓解痛风急性发作时临床症状的药物推荐，以及急性痛风性关节炎降尿酸治疗的时机推荐；

（3）了解相关的临床表现、实验室检查、影像学检查等检查检验指标。

4. 药物治疗方案与评价实践

（1）掌握常用抗痛风药物的正确应用与临床评价；常用降尿酸药物的正确应用与临床评价；与 HUA 相关的主要器官或组织病变治疗药物的正确应用与临床评价；

（2）熟悉与 HUA 有关的代谢紊乱的治疗原则。

5. 药学监护实践

（1）在教师指导下，能够为痛风/HUA 患者提供健康教育和用药指导，包括：痛风/HUA 疾病基本常识；痛风/HUA 治疗药物的正确使用方法；常见药品不良反应的自我监测与应对措施；日常健康生活方式等。

（2）熟悉药品不良反应及不良事件报告程序，关注痛风/HUA 临床治疗中可能出现的不良事件，在教师指导下能够正确填写报告表。

（3）了解痛风/HUA 的并发症/伴发疾病及药学监护要点，如痛风性关节炎、痛风性肾病、HUA 伴高血压等。

6. 学生应完成的作业

（1）完成痛风/HUA 病例全程药学监护≥3 例；

（2）痛风/HUA 全程教学查房≥10 人次；

（3）完成书写痛风/HUA 教学药历≥1 份；

（4）在教师指导下，完成药物不良反应报告≥1 份；

（5）参加痛风/HUA 相关病例讨论会≥2 次；

（6）在教师的指导下，完成痛风/HUA 住院患者用药的医嘱审核≥3 例（应为住院患者完整的药物治疗过程审核）；

（7）完成降尿酸药物使用的患者用药教育≥10 人次（包括门诊患者）；

（8）在教师指导下，完成尿酸排泄率的计算≥2 份。

（三）考核

1. 考核模式

出科考核，可选以下方式之一。

（1）过站式考核　现场或模拟临床场景，推荐采用客观结构化临床考核模式；

（2）病例（案例）考核。

2. 考核内容

（1）降尿酸治疗的医嘱审核与治疗方案评估；

（2）痛风/HUA 患者的问诊考核与病例汇报；

（3）对患者（或模拟标准化患者）进行降尿酸药物的用药指导。

3. 成绩评定

（1）日常表现及作业成绩评定（50%），内容参见学生作业基本要求；

（2）出科考核（50%），内容参见过站式考核和病例（案例）考核；

（3）可采用"合格""不合格"或百分制（≥60 分为及格）。

第六章　临床药学本科专业神经内科实践教学大纲

神经内科是一门临床二级学科，以研究、诊断、治疗及预防神经系统疾病和肌肉疾病为主要任务。神经内科常见疾病包括脑梗死、癫痫、帕金森病、中枢神经系统感染、重症肌无力等。

依据《临床药学专业教学质量国家标准》《全国临床药学本科专业实践教学基地教学指南（试行）》，临床药学本科生在神经内科的实践教学时间应不少于6周，可选择脑梗死、癫痫、帕金森病、中枢神经系统感染等1~2个病种为重点进行教学。为促进临床药学本科生掌握本专业基本理论、基本知识和基本技能，提高神经内科临床实践教学质量，特制定本大纲，以指导临床药学本科生在神经内科的教学和考核。

一、脑梗死

脑梗死又称缺血性卒中，是指各种原因所致脑部血液供应障碍，导致局部脑组织缺血、缺氧性坏死，继而出现相应神经功能损害的一类临床综合征。脑梗死是卒中最常见的类型，占70%~80%。

（一）教学目的

（1）掌握脑梗死患者的信息采集、整理与评估方法及用药医嘱审核、用药指导、药学监护、健康教育等药学服务基本技能；

（2）熟悉脑梗死的分型、临床表现、治疗原则、药物治疗方案及常见药物的应用与评估；

（3）了解脑梗死的危险因素及预防措施。

（二）教学内容与要求

1. 脑梗死的临床表现、危险因素及预防措施

（1）熟悉下列症状或体征在脑梗死诊疗中的意义

①一侧肢体（伴或不伴面部）无力或麻木；

②一侧面部麻木或口角歪斜；

③说话不清或理解语言困难；

④双眼向一侧凝视；

⑤单眼或双眼视力丧失或视物模糊；

⑥眩晕伴呕吐；

⑦既往少见的严重头痛、呕吐；

⑧意识障碍或抽搐。

（2）了解脑梗死的危险因素

①不可干预的危险因素：年龄、性别、种族、遗传因素等；

②可干预的危险因素：高血压、吸烟、糖尿病、房颤、血脂异常等。

2. 有关影像学、实验室检查及特殊检查在脑梗死临床诊疗中的意义

（1）熟悉 TCD、CT、MRI 和 DSA 等检查报告解读；

（2）了解脑梗死患者的血压、血糖、糖化血红蛋白、血脂、高同型半胱氨酸、血肌酐、GFR、凝血指标等检测报告解读。

3. 学习国内外脑梗死相关临床诊疗指南

（1）熟悉脑梗死的分型及治疗原则；

（2）熟悉脑梗死急性期及恢复期药物治疗原则。

4. 药物治疗方案与评价实践

（1）掌握溶栓时间窗及溶栓药物的选择，能够对个体化溶栓方案进行评价；

（2）掌握抗血小板药物"单抗""双抗"适应证及临床应用，能够对个体化抗血小板方案进行评价；

（3）掌握鼻饲给药方案有关药物剂型选择与剂量设计；

（4）熟悉常用溶栓药、抗血小板药、脱水降颅内压药的正确应用与临床评价。

5. 药学监护实践

（1）在教师指导下，针对个体脑梗死患者的病情和药物治疗方案制定药学监护计划，至少包括以下要点：药物疗效观察与评估；用药安全性监护措施与评估；患者依从性监护等；

（2）在教师指导下，能够为脑梗死患者提供健康教育和用药指导，包括：脑梗死疾病常识；个体化药物治疗方案及药品正确使用方法；常见药品不良反应自我监测与应对措施；日常健康生活方式等；

（3）熟悉药品不良反应/不良事件报告程序，关注脑梗死治疗中可能出现

的不良事件，在教师指导下能够正确填写报告表；

（4）了解脑梗死并发症及药学监护要点，如：脑水肿、颅内压增高、急性脑梗死后出血转化、肺部感染、血管痉挛、癫痫、卒中后情感障碍等。

6. 学生应完成的作业

（1）参加住院脑梗死患者全程教学查房≥10人次；

（2）完成住院脑梗死患者全程药学监护≥3例；

（3）完整书写脑梗死患者教学药历≥1份；

（4）在教师指导下，完成住院（或门诊）脑梗死患者用药教育≥10人次；

（5）在教师指导下，完成住院脑梗死患者全程用药医嘱审核≥3例；

（6）在教师指导下，完成药品不良反应报告≥1份；

（7）参加脑梗死相关病例讨论会≥2次；

（8）在教师指导下，解读脑梗死患者神经影像学检查报告≥2份。

（三）考核

1. 考核模式

出科考核，可选以下方式之一。

（1）过站式考核　现场或模拟临床场景，推荐采用客观结构化临床考核模式；

（2）病例（案例）考核。

2. 考核内容

（1）常用溶栓药、抗血小板药、脱水降颅内压药的医嘱审核与治疗方案评估；

（2）脑梗死患者的问诊考核与病例汇报；

（3）对患者（或模拟标准化患者）进行抗栓药、抗血小板药、脱水降颅内压药的用药指导。

3. 成绩评定

（1）日常表现及作业成绩评定（50%），内容参见学生作业基本要求；

（2）出科考核（50%），内容参见过站式考核和病例（案例）考核；

（3）可采用"合格""不合格"或百分制（≥60分为及格）。

二、癫痫

癫痫是由多种原因导致的脑部神经元高度同步化异常放电所致的临床综合

征，临床表现具有发作性、短暂性、重复性和刻板性的特点。临床表现与异常放电神经元位置有关，可表现为感觉、运动、意识、精神、行为、自主神经系统功能障碍。

（一）教学目的

（1）掌握癫痫患者的信息采集、整理评估方法及用药医嘱审核、用药指导、药学监护、健康教育等药学服务基本技能；

（2）熟悉癫痫的发作类型及临床表现、治疗原则、药物治疗方案和常见药物的应用与评估及常用抗癫痫药物治疗方案；

（3）了解癫痫发作的影响因素及预防措施。

（二）教学内容与要求

1. 癫痫的发作类型、临床表现及诱发因素

（1）熟悉癫痫的发作类型及临床表现
①全面性发作；
②局灶性发作（部分性发作）；
③癫痫持续状态。
（2）了解癫痫的病因、发病机制、诱发因素等。

2. 相关影像学、实验室检查及特殊检查在癫痫临床诊疗中的意义

（1）熟悉脑电图检查及报告的解读；
（2）熟悉影像学（如 CT、MRI 等）检查报告的解读；
（3）熟悉常见抗癫痫药物治疗方案及血药浓度监测报告的解读；
（4）了解 $HLA-B*1502$ 基因检测与卡马西平、苯妥英钠用药安全性的关系。

3. 学习国内外癫痫相关临床诊疗指南

（1）掌握不同类型癫痫的药物治疗原则；
（2）了解癫痫的其他治疗方法。

4. 药物治疗方案与评价实践

（1）掌握癫痫全面性发作、部分性发作和癫痫持续状态的药物治疗原则，能够对个体化药物治疗方案进行评估；
（2）掌握抗癫痫药物剂量调整的方法要点；
（3）熟悉常用抗癫痫药物的正确应用与临床评价；
（4）了解多个抗癫痫药物联合使用时的相互作用评估；

（5）了解难治性癫痫患者的药物治疗过程。

5. 药学监护实践

（1）在教师指导下，针对癫痫患者的病情和药物治疗方案制定药学监护计划，至少包括以下要点：药物疗效观察与评估；用药安全性监护措施与评估；患者用药依从性监护等；

（2）在教师指导下，能够为癫痫患者提供健康教育和用药指导，包括：癫痫疾病常识；个体化药物治疗方案及药品正确使用方法；常见药品不良反应的自我监测与应对措施；日常健康生活方式等；

（3）熟悉药品不良反应/不良事件报告程序，关注癫痫治疗中可能出现的不良事件，在教师指导下能够正确填写报告表。

6. 学生应完成的作业

（1）参加住院癫痫患者全程教学查房≥10 人次；

（2）完成癫痫住院患者全程药学监护≥3 例；

（3）完整书写癫痫患者教学药历≥1 份；

（4）在教师指导下，完成癫痫患者（包括门诊患者）用药教育≥10 人次；

（5）在教师指导下，完成住院癫痫患者用药医嘱审核（全程跟踪）≥3 例；

（6）在教师指导下，填写药品不良反应报告≥1 份；

（7）参加癫痫相关病例讨论会≥2 次；

（8）在教师指导下，解读抗癫痫药血药浓度监测报告或脑电图报告≥2 份。

（三）考核

1. 考核模式

出科考核，可选以下方式之一。

（1）过站式考核　现场或模拟临床场景，推荐采用客观结构化临床考核模式；

（2）病例（案例）考核。

2. 考核内容

（1）抗癫痫药物治疗的医嘱审核与治疗方案评估；

（2）癫痫患者的问诊考核与病例汇报；

（3）对患者（或模拟标准化患者）进行抗癫痫药物的用药指导。

3. 成绩评定

（1）日常表现及作业成绩评定（50%），内容参见学生作业基本要求；
（2）出科考核（50%），内容参见过站式考核和病例（案例）考核；
（3）可采用"合格""不合格"或百分制（≥60分为及格）。

三、帕金森病

帕金森病（Parkinson's disease，PD）又名震颤麻痹，是一种常见中老年的神经系统退行性疾病，主要以黑质多巴胺能神经元进行性退变和路易小体形成的病理变化，纹状体区多巴胺递质降低、多巴胺与乙酰胆碱递质失平衡的生化改变，震颤、肌强直、动作迟缓、姿势平衡障碍的运动症状和睡眠障碍、嗅觉障碍、自主神经功能障碍、认知和精神障碍等非运动症状的临床表现为显著特征。我国65岁以上人群患病率为1.7%，与欧美国家相似。

（一）教学目的

（1）掌握PD患者的信息采集与整理方法及用药医嘱审核、用药指导、药学监护、健康教育等药学服务基本技能；
（2）熟悉PD临床表现、治疗原则、药物治疗方案及各类常见药物的应用与评估；
（3）了解PD分期及合并症的药物治疗。

（二）教学内容与要求

1. PD的临床表现、分期与量化评定

（1）熟悉PD的临床症状
①运动症状：静止性震颤、肌强直、运动迟缓、姿势平衡障碍；
②非运动症状：嗅觉减退、快动眼期睡眠行为异常、便秘和抑郁等。
（2）了解Hoehn – Yahr分级及在PD分期中的应用。

2. 有关影像学、实验室检查及特殊检查在PD临床诊疗中的意义

（1）熟悉PETCT、MRI影像学检查报告的解读；
（2）熟悉黑质超声检查及报告的解读；

3. 学习国内外PD相关临床诊疗指南

（1）熟悉PD药物治疗的用药原则；

（2）熟悉 PD 的分期及药物治疗；

（3）了解 PD 的综合治疗、多学科治疗模式和全程管理。

4. 药物治疗方案与评价实践

（1）掌握常用 PD 治疗药物的"剂量滴定"，力求实现"尽可能以小剂量达到满意临床效果"的用药原则；

（2）熟悉常用抗 PD 药物的正确应用与临床评价，能够对个体化药物治疗方案进行评估；

（3）了解早期 PD 的疾病修饰疗法和症状治疗的药物应用及评价；

（4）了解中晚期 PD 运动症状及姿势平衡障碍、运动并发症治疗的药物应用与评价；

（5）了解 PD 非运动症状治疗的药物应用与评价；

（6）了解 PD 并发症的药物治疗。

5. 药学监护实践

（1）在教师指导下，针对个体患者的病情和药物治疗方案制定药学监护计划，至少包括以下要点：药物疗效观察与评估；用药安全性监护措施与评估；患者用药依从性监护等；

（2）在教师指导下，能够为患者提供健康教育和用药指导，包括：PD 常识；个体化药物治疗方案及药品正确使用方法；常见药品不良反应的自我监测与应对措施；日常健康生活方式等；

（3）熟悉 PD 合并症患者常用药的药学监护要点，包括镇静催眠药、抗精神病药等；

（4）熟悉药品不良反应/不良事件报告程序，关注 PD 治疗中可能出现的不良事件，在教师指导下能够正确填写报告表。

6. 学生应完成的作业

（1）参加 PD 患者全程教学查房≥10 人次；

（2）完成 PD 患者全程药学监护≥3 例；

（3）完整书写 PD 患者教学药历≥1 份；

（4）在教师指导下，完成 PD 患者（包括门诊患者）用药教育≥10 人次；

（5）在教师指导下，完成住院 PD 患者用药医嘱审核（全程跟踪）≥3 例；

（6）在教师指导下，完成药品不良反应报告≥1 份；

（7）参加 PD 相关病例讨论会≥2 次；

（8）在教师指导下，解读 PD 患者神经影像学检查报告≥2 份。

（三）考核

1. 考核模式

出科考核，可选以下方式之一。

（1）过站式考核 现场或模拟临床场景，推荐采用客观结构化临床考核模式；

（2）病例（案例）考核。

2. 考核内容

（1）帕金森病药物治疗的医嘱审核与治疗方案评估；

（2）帕金森病患者的问诊考核与病例汇报；

（3）对患者（或模拟标准化患者）进行帕金森病治疗药物的用药指导。

3. 成绩评定

（1）日常表现及作业成绩评定（50%），内容参见学生作业基本要求；

（2）出科考核（50%），内容参见过站式考核和病例（案例）考核；

（3）可采用"合格""不合格"或百分制（≥60分为及格）。

四、中枢神经系统感染

中枢神经系统感染系指各种病原体（如病毒、细菌、真菌、螺旋体、寄生虫、立克次体和朊蛋白等）侵犯中枢神经实质、被膜及血管等引起的急性或慢性炎症性（或非炎症性）疾病。根据特异性致病因素不同，常见的中枢神经系统感染疾病包括病毒性脑炎、化脓性脑膜炎、真菌性脑膜炎和脑寄生虫病等。

（一）教学目的

（1）掌握中枢神经系统感染患者的信息采集与整理方法及用药医嘱审核、用药指导、药学监护、健康教育等药学服务基本技能；

（2）熟悉中枢神经系统感染的临床表现、治疗原则、药物治疗方案及常见药物的应用与评估；

（3）了解中枢神经系统感染疾病合并症的药物治疗。

（二）教学内容与要求

1. 中枢神经系统感染的临床表现

（1）熟悉急性病毒性中枢神经系统感染的临床表现，包括急性起病的发

热、头痛、呕吐、惊厥或意识障碍等;

（2）了解中枢神经系统感染的典型症状或体征

①颅内压增高;

②脑膜刺激征和分流术后感染体征等。

③精神症状:反应迟钝、言语减少、情感淡漠、行为异常、定向障碍、人格改变、幻觉及妄想等;

④意识障碍:意识模糊或谵妄、大小便失禁。随病情加重可出现嗜睡、昏睡、昏迷或去皮层状态。

2. 有关影像学、实验室检查及特殊检查在中枢神经系统感染诊疗中的意义

（1）熟悉脑脊液相关检查及报告的解读;

（2）熟悉抗感染药物（如万古霉素等）血药浓度监测及报告解读;

（3）了解 CT、MRI 等影像学检查报告的解读;

（4）了解血常规、降钙素原等实验室检查及报告解读;

（5）了解病原学检查及报告解读。

3. 学习国内外中枢神经系统感染相关诊疗指南

（1）熟悉中枢神经系统感染的治疗原则和药物治疗原则;

（2）熟悉中枢神经系统常见病原菌感染的药物治疗及疗程。

4. 药物治疗方案与评价实践

（1）熟悉炎症状态下血－脑屏障变化对中枢神经系统抗感染药物选择的评估;

（2）了解伴有合并症、脏器功能不全、复杂用药的中枢神经系统感染患者的药物治疗过程。

5. 药学监护实践

（1）在教师指导下,针对个体患者的病情和药物治疗方案制定药学监护计划,至少包括以下要点:药物疗效观察与评估;用药安全性监护措施与评估;患者用药依从性监护等;

（2）熟悉药品不良反应/不良事件报告程序,关注治疗中可能出现的不良事件,在教师指导下能够正确填写报告表。

6. 学生应完成的作业

（1）参加中枢神经系统感染患者的全程教学查房≥10 人次;

（2）完成中枢神经系统感染患者的全程药学监护≥3 例;

（3）完整书写中枢神经系统感染患者教学药历≥1 份;

（4）在教师指导下，完成中枢神经系统感染患者用药教育≥10 人次；

（5）在教师指导下，完成住院中枢神经系统感染患者用药医嘱审核（全程跟踪）≥3 例；

（6）在教师指导下，完成药品不良反应报告≥1 份；

（7）参加中枢神经系统感染相关病例讨论会≥2 次；

（8）在教师指导下，解读中枢神经系统感染患者脑脊液检查报告≥2 份。

（三）考核

1. 考核模式

出科考核，可选以下方式之一。

（1）过站式考核　现场或模拟临床场景，推荐采用客观结构化临床考核模式；

（2）病例（案例）考核。

2. 考核内容

（1）中枢神经系统感染药物治疗的医嘱审核与治疗方案评估；

（2）中枢神经系统感染患者的问诊考核与病例汇报；

（3）对患者（或模拟标准化患者）进行中枢神经系统感染治疗药物的用药指导。

3. 成绩评定

（1）日常表现及作业成绩评定（50%），内容参见学生作业基本要求；

（2）出科考核（50%），内容参见过站式考核和病例（案例）考核；

（3）可采用"合格""不合格"或百分制（≥60 分为及格）。

五、重症肌无力

重症肌无力（myasthenia gravis，MG）是一种获得性自身免疫性疾病，病变主要累及横纹肌神经－肌肉接头突触后膜上乙酰胆碱及其受体传递障碍。临床表现为受累骨骼肌异常疲乏无力，极易疲劳，不能随意运动。

（一）教学目的

（1）掌握 MG 患者的信息采集、整理方法及用药医嘱审核、用药指导、药学监护、健康教育等药学服务基本技能；

（2）熟悉 MG 的临床表现、治疗原则、药物治疗方案及常见药物的应用与评估；

（3）了解 MG 的危险因素及预防措施。

（二）教学内容与要求

1. MG 的临床表现

（1）了解 MG 临床体征及特点：全身骨骼肌均可受累，表现为波动性无力和易疲劳，症状呈"晨轻暮重"，活动后加重、休息后可减轻；

（2）了解 MG 发病早期的临床表现：可单独出现眼外肌、咽喉肌或肢体肌肉无力；脑神经支配肌肉较脊神经支配肌肉更易受累。

2. 有关影像学、实验室检查及特殊检查在 MG 临床诊疗中的意义

（1）熟悉疲劳试验及甲基硫酸新斯的明试验方法；

（2）了解肌电图检查及报告解读；

（3）了解血清 AChR 抗体等实验室检查及报告解读；

（4）了解 CT、MRI 等胸腺影像学检查报告的解读。

3. 学习国内外 MG 相关临床诊疗指南

（1）熟悉 MG 药物治疗方法和基本用药；

（2）了解不同类型 MG 患者的治疗。

4. 药物治疗方案与评价实践

（1）掌握 MG 常见治疗药物的选择及应用，能够对个体化药物治疗方案进行评估；

（2）熟悉 MG 患者应禁用或慎用的药物；

（3）了解 MG 危象的分类及抢救措施；

（4）了解伴有合并症、脏器功能不全、复杂用药 MG 患者的药物治疗过程。

5. 药学监护实践

（1）在教师指导下，针对个体 MG 患者的病情和药物治疗方案制定药学监护计划，至少包括以下要点：药物疗效观察与评估；用药安全性监护措施与评估；患者用药依从性监护等；

（2）在教师指导下，能够为 MG 患者提供健康教育和用药指导，包括 MG 疾病常识；个体化药物治疗方案及药品正确使用方法；常见药品不良反应的自我监测与应对措施；日常健康生活方式等；

（3）熟悉药品不良反应/不良事件报告程序，关注 MG 治疗中可能出现的不良事件，在教师指导下能够正确填写报告表。

6. 学生应完成的作业

（1）参加 MG 患者全程教学查房≥10 人次；

（2）完成 MG 患者全程药学监护≥3 例；

（3）完整书写 MG 患者教学药历≥1 份；

（4）在教师指导下，完成 MG 患者（包括门诊患者）用药教育≥10 人次；

（5）在教师指导下，完成住院 MG 患者用药医嘱审核（全程跟踪）≥3 例；

（6）在教师指导下，完成药品不良反应报告≥1 份；

（7）参加 MG 相关病例讨论会≥2 次；

（8）在教师指导下，解读 MG 患者神经影像学或肌电图检查报告≥2 份。

（三）考核

1. 考核模式

出科考核，可选以下方式之一。

（1）过站式考核　现场或模拟临床场景，推荐采用客观结构化临床考核模式；

（2）病例（案例）考核。

2. 考核内容

（1）重症肌无力药物治疗的医嘱审核与治疗方案评估；

（2）重症肌无力患者的问诊考核与病例汇报；

（3）对患者（或模拟标准化患者）进行重症肌无力治疗药物的用药指导。

3. 成绩评定

（1）日常表现及作业成绩评定（50%），内容参见学生作业基本要求；

（2）出科考核（50%），内容参见过站式考核和病例（案例）考核；

（3）可采用"合格""不合格"或百分制（≥60 分为及格）。

第七章 临床药学本科专业肿瘤科实践教学大纲

恶性肿瘤是严重威胁人民群众健康的重大公共卫生问题，近年来我国恶性肿瘤发病率、死亡率呈逐年上升趋势，给家庭和社会造成重大经济负担。恶性肿瘤的治疗已经进入了综合治疗时代，包括手术治疗、物理治疗、放射治疗、药物治疗、姑息治疗等，需要根据患者的机体情况、肿瘤的病理类型、侵犯范围（分期）和发展趋势，有计划地、合理地应用现有的治疗手段，以期最大幅度地提高肿瘤的临床治愈率、延长生存期、提高患者生活质量。掌握发病率高的常见肿瘤的综合治疗，特别是药物治疗的原则、疗效和不良反应的监测以及常见肿瘤并发症的处理，是本专业实习期间的主要任务。

依据《临床药学专业教学质量国家标准》《全国临床药学本科专业实践教学基地教学指南》，临床药学本科生在肿瘤科实习时间应不少于 6 周，可选择肺癌、结直肠癌、白血病、乳腺癌等 1~2 个病种为重点进行教学。为促进学生掌握专业基本理论、基本知识和基本技能，提高肿瘤临床实践教学质量，特制定本大纲，以指导临床药学本科生在肿瘤科的教学和考核。

一、肺癌

原发性支气管肺癌，简称肺癌。临床上通常把肺癌分为非小细胞肺癌和小细胞肺癌，其中非小细胞肺癌约占肺癌的 80%。全球范围内，男性肺癌发病率和死亡率均占所有恶性肿瘤的第一位，女性发病率占第二位，死亡率占第二位。肺癌的病因至今尚不完全明确，但与吸烟、职业暴露、环境污染等因素密切相关。

（一）教学目的

（1）掌握肺癌患者的信息采集、整理与用药医嘱审核、用药指导、药学监护、健康教育等药学服务基本技能；

（2）熟悉肺癌临床新辅助治疗、辅助治疗及一线化疗、生物靶向治疗、免疫治疗的治疗方案和常见辅助用药的临床应用，常见药物的预处理、不良反应及其处理原则；

（3）了解肺癌复杂病例的药物治疗。

（二）教学内容与要求

1. 肺癌患者有关诊疗评估方法及肺癌的危险因素

（1）掌握肺癌患者病史采集方法、癌痛评分方法等；

（2）熟悉肺癌患者 KPS 评分或 ECOG 评分及其意义；

（3）了解肺癌的病因学；

（4）熟悉肺癌的临床表现和临床分期。

2. 常用实验室检查、影像学检查、病理学诊断和分子检测方法

（1）了解胸部 X 线、CT、MRI、骨扫描等影像学检查报告的解读；

（2）熟悉血常规、血生化、体液细胞学检测等实验室检查报告的解读；

（3）熟悉纤维支气管镜检查报告的解读；

（4）了解肺癌患者的病理学及免疫组织化学检查、肿瘤标志物检查、肿瘤药敏检测的临床意义；

（5）了解肺癌基因检测、PD-L1 表达评估分类等。

3. 学习国内外肺癌相关诊疗规范

（1）熟悉非小细胞肺癌、小细胞肺癌的分期治疗原则及药物治疗原则；

（2）了解非小细胞肺癌、小细胞肺癌的治疗流程。

4. 药物治疗方案与评价实践

（1）掌握肺癌常用的化疗方案及药物临床评价，能够对个体化药物治疗方案进行评估；

（2）熟悉肺癌常见的 EGFR、ALK、ROS、MET 等基因突变患者相应靶向药物的选择与评估；

（3）熟悉免疫检查点抑制剂的评估与选择；

（4）熟悉常用止吐药、镇痛药及其他辅助治疗药物的正确使用与评估；

（5）了解伴有合并症、脏器功能不全、复杂用药的肺癌患者的临床处置。

5. 药学监护实践

（1）在教师指导下，针对个体肺癌患者的病情和药物治疗方案制定药学监护计划，至少包括以下要点：药物疗效观察与评估；用药安全性监护措施与评估；患者依从性监护等；

（2）掌握肺癌患者常用化疗药物的禁忌证、给药剂量、适宜的给药顺序、溶媒选择、给药时间、给药速度、预处理等；

（3）在教师指导下，能够为肺癌患者提供健康教育和用药指导，包括：

肺癌疾病常识；个体化药物治疗方案及药品正确使用方法；常见药品不良反应自我监测与应对措施；日常健康生活方式等；

（4）熟悉药物不良反应/不良事件报告程序，关注肺癌治疗中可能出现的不良事件，在教师指导下能够正确填写报告表。

6. 学生应完成的作业

（1）参加肺癌患者全程教学查房≥10人次；

（2）完成肺癌患者全程药学监护≥3例；

（3）完整书写肺癌患者教学药历≥1份；

（4）在教师指导下，完成住院肺癌患者用药医嘱审核（全程跟踪）≥3例；

（5）在教师指导下，完成肺癌患者用药教育≥10人次；

（6）在教师指导下，完成药品不良反应报告≥1份；

（7）参加肺癌相关病例讨论会≥2次；

（8）在教师指导下，解读肺癌患者血常规、生化、影像学检查报告各≥2份。

（三）考核

1. 考核模式

出科考核，可选以下方式之一。

（1）过站式考核 现场或模拟临床场景，推荐采用客观结构化临床考核模式；

（2）病例（案例）考核。

2. 考核内容

（1）肺癌化疗药物的医嘱审核与治疗方案评估；

（2）非小细胞肺癌患者的问诊考核与病例汇报；

（3）对患者（或模拟标准化患者）进行EGFR靶向药物的用药指导。

3. 成绩评定

（1）日常表现及作业成绩评定（50%），内容参见学生作业基本要求；

（2）出科考核（50%），内容参见过站式考核和病例（案例）考核；

（3）可采用"合格""不合格"或百分制（≥60分为及格）。

二、结直肠癌

结直肠癌，又称大肠癌，是一种常见的消化道恶性肿瘤，严重威胁着人类的健康。全世界每年约有 188.1 万新发病例,约 91.6 万人死于该疾病。中国国家癌症中心在 2022 年发表的中国肿瘤流行病学数据显示,我国结直肠癌发病率、死亡率在全部恶性肿瘤中分别位于第三位和第四位,其中新发病例 40.8 万,死亡病例 19.6 万。

(一) 教学目的

(1) 掌握结直肠癌患者的信息采集与整理方法及用药医嘱审核、用药指导、药学监护、健康教育等药学服务基本技能;

(2) 熟悉结直肠癌常见药物治疗方案和辅助用药的临床应用,包括常见药物不良反应的处理原则;

(3) 了解结直肠癌复杂病例的药物治疗。

(二) 教学内容与要求

1. 结直肠癌有关评估方法及其诊疗意义

(1) 掌握结直肠癌患者病史采集方法、癌痛评分方法等入院状态评估方法;

(2) 熟悉癌症患者 KPS 评分或 ECOG 评分等体能状态评估方法及其意义;

(3) 了解结直肠癌的病因学;

(4) 了解结直肠癌的病理、分期及临床表现。

2. 常用实验室检查、影像学检查、病理学诊断和分子检测方法

(1) 熟悉结直肠癌的病理学及免疫组织化学检查报告的解读;

(2) 熟悉血常规、二便常规、血生化等实验室检查报告的解读;

(3) 熟悉腹部超声、CT、MRI 等影像学检查报告的解读;

(4) 了解结直肠癌病理分类相关标准,包括结直肠癌组织学分级标准、TNM 分期标准,以及结直肠癌患者基因突变的含义。

3. 学习国内外结直肠癌临床诊疗规范

(1) 了解结直肠癌诊疗流程;

(2) 熟悉结直肠癌治疗的总原则,包括辅助治疗 (Ⅱ、Ⅲ期)、复发或转移性治疗、进展治疗以及同步放化疗的药物治疗原则。

4. 药物治疗方案与评价实践

(1) 掌握结直肠癌常用的化疗方案及药物临床评价,熟悉个体化药物治疗方案评估;

(2) 熟悉治疗结直肠癌常见的辅助用药的临床使用与评价;

（3）了解治疗结直肠癌大分子单抗类生物制剂与小分子靶向药物的临床使用与评价；

（4）了解伴有合并症、脏器功能不全、复杂用药的结直肠癌患者的临床处置。

5. 药学监护实践

（1）在教师指导下，针对个体结直肠癌患者的病情和药物治疗方案制定药学监护计划，至少包括以下要点：药物疗效观察与评估；用药安全性监护措施与评估；患者依从性监护等；

（2）在教师指导下，能够为结直肠癌患者提供健康教育和用药指导，包括：结直肠癌疾病常识；个体化药物治疗方案及药品正确使用方法；常见药品不良反应自我监测与应对措施；日常健康生活方式等；

（3）掌握结直肠癌患者常用化疗药物的适应证、禁忌证、给药剂量、适宜的给药顺序、溶媒选择、给药时间、给药速度、预处理等；

（4）熟悉药物不良反应/不良事件报告程序，关注结直肠癌治疗中可能出现的不良事件，在教师指导下能够正确填写报告表；

（5）了解 RAS/BRAF 基因野生型、突变型结直肠癌患者常用靶向治疗药物的监护要点。

6. 学生应完成的作业

（1）参加结直肠癌患者全程教学查房≥10 人次；

（2）完成结直肠癌患者全程药学监护≥3 例；

（3）完整书写结直肠癌患者教学药历≥1 份；

（4）在教师指导下，完成住院结直肠癌患者医嘱审核（全程跟踪）≥3 例；

（5）在教师指导下，完成肺癌患者用药教育≥10 人次；

（6）在教师指导下，完成药品不良反应报告≥1 份；

（7）参加结直肠癌相关病例讨论会≥2 次；

（8）在教师指导下，解读结直肠癌患者血常规、生化、影像学、超声检查报告各≥2 份。

（三）考核

1. 考核模式

出科考核，可选以下方式之一。

（1）过站式考核　现场或模拟临床场景，推荐采用客观结构化临床考核模式；

（2）病例（案例）考核。

2. 考核内容

（1）结直肠癌化疗药物的医嘱审核与治疗方案评估；
（2）结直肠癌患者的问诊考核与病例汇报；
（3）对患者（或模拟标准化患者）进行结直肠癌化疗药物的用药指导。

3. 成绩评定

（1）日常表现及作业成绩评定（50%），内容参见学生作业基本要求；
（2）出科考核（50%），内容参见过站式考核和病例（案例）考核；
（3）可采用"合格""不合格"或百分制（≥60分为及格）。

三、乳腺癌

乳腺癌即乳腺恶性肿瘤，是女性发病率最高的恶性肿瘤，且发病率随着年龄的增长而呈上升势态。遗传、不育、生活方式不健康和精神压力过大是引发乳腺癌的几种常见因素。中国国家癌症中心在2022年发表的中国肿瘤流行病学数据显示，中国新发乳腺癌病例数42万，占第四位；乳腺癌死亡病例数12万，占第七位。

（一）教学目的

（1）掌握乳腺癌患者的信息采集与整理方法及用药医嘱审核、用药指导、药学监护、健康教育等药学服务基本技能；
（2）熟悉乳腺癌常见药物治疗方案及辅助用药的临床应用，包括常见药物不良反应及其处理原则；
（3）了解乳腺癌复杂病例的药物治疗。

（二）教学内容与要求

1. 乳腺癌患者有关评估方法及其诊疗意义

（1）掌握乳腺癌患者病史采集方法、癌痛评分方法等；
（2）熟悉癌症患者KPS评分或ECOG评分及其临床意义；
（3）了解乳腺癌的病因学；
（4）了解乳腺癌的分型、分类及临床表现。

2. 常用实验室检查、影像学检查、病理学诊断在乳腺癌临床诊疗中的意义

（1）熟悉乳腺癌病理学及免疫组织化学检查报告的解读；

（2）熟悉血常规、二便常规、血生化等实验室检查报告的解读；

（3）了解乳腺彩超、钼靶、MRI 等影像学检查在乳腺癌诊疗中的意义；

（4）了解乳腺癌相关生化指标、肿瘤标志物检查的临床意义。

3. 学习国内外乳腺癌临床诊疗规范

（1）熟悉乳腺癌治疗的基本原则；

（2）了解乳腺癌治疗方案。

4. 药物治疗方案与评价实践

（1）熟悉乳腺癌常用化疗药物如蒽环类、紫杉醇类等药物的临床应用与评价，能够对个体化药物治疗方案进行评估；

（2）熟悉乳腺癌常用内分泌治疗药物的临床应用与评估；

（3）熟悉治疗乳腺癌常见的辅助治疗药物如止吐药、镇痛药等临床应用与评估；

（4）熟悉人表皮生长因子受体 – 2（HER$_2$）阳性乳腺癌患者治疗代表药物（如曲妥珠单抗），了解其他常用靶向治疗药物的临床应用与评估；

（5）了解伴有合并症、脏器功能不全、复杂用药的乳腺癌患者的临床处置。

5. 药学监护实践

（1）在教师指导下，针对个体乳腺癌患者的病情和药物治疗方案，制定药学监护计划，至少包括以下要点：药物疗效观察与评估；用药安全性监护措施与评估；患者用药依从性监护等；

（2）在教师指导下，能够为乳腺癌患者提供健康教育和用药指导，包括：乳腺癌常识；个体化药物治疗方案及药品正确使用方法；常见药品不良反应的自我监测与应对措施；日常健康生活方式等；

（3）掌握乳腺癌患者常用化疗药物的禁忌证、适宜的给药顺序、溶媒选择、给药时间、给药速度、预处理等；

（4）熟悉药品不良反应/不良事件报告程序，关注乳腺癌治疗中可能出现的不良事件。在教师指导下能够正确填写报告表。

6. 学生应完成的作业

（1）参加乳腺癌患者全程教学查房≥10 人次；

（2）完成乳腺癌患者全程药学监护≥3 例；

（3）完整书写乳腺癌患者教学药历≥1 份；

（4）在教师指导下，完成住院乳腺癌患者用药医嘱审核（全程跟踪）≥3 例；

（5）在教师指导下，完成乳腺癌患者用药教育≥10 人次；

（6）在教师指导下，完成药品不良反应报告≥1 份；

（7）参加乳腺癌相关病例讨论会≥2 次；

（8）在教师指导下，解读乳腺癌患者血常规、生化、影像学、超声检查报告各≥2 份。

（三）考核

1. 考核模式

出科考核，可选以下方式之一。

（1）过站式考核　现场或模拟临床场景，推荐采用客观结构化临床考核模式；

（2）病例（案例）考核。

2. 考核内容

（1）乳腺癌化疗药物的医嘱审核与治疗方案评估；

（2）乳腺癌患者的问诊考核与病例汇报；

（3）对患者（或模拟标准化患者）进行紫杉类化疗药物的用药指导。

3. 成绩评定

（1）日常表现及作业成绩评定（50%），内容参见学生作业基本要求；

（2）出科考核（50%），内容参见过站式考核和病例（案例）考核；

（3）可采用"合格""不合格"或百分制（≥60 分为及格）。

四、白血病

白血病是一类造血干细胞异常的克隆性恶性疾病，克隆中的白血病细胞失去进一步分化成熟能力而停滞在细胞发育的不同阶段。在骨髓和其他造血组织中，白血病细胞大量增生积聚并浸润其他器官和组织，同时使正常造血受抑制，临床表现为贫血、出血、感染及各器官浸润症状。

根据白血病细胞的分化程度和自然病程，一般分为急性白血病和慢性白血病两大类。根据受累细胞系，急性白血病分为急性髓系白血病（AML）和急性淋巴细胞白血病（ALL）两类；慢性白血病主要分为慢性髓系白血病（CML）和慢性淋巴细胞白血病（CLL）。流行病学调查显示，我国白血病发病率为（3~4）/10 万，其中急性白血病多于慢性白血病（5.5:1）。AML 发病率最高，为 1.62/10 万，ALL 为 0.69/10 万；慢性白血病中，CML 为 0.36/10 万，CLL 最少，约为 0.05/10 万。男性发病率高于女性（1.18:1），成人白血病以

AML 为主，儿童以 ALL 为主。

（一）教学目的

（1）掌握白血病患者的信息采集与整理方法及用药分析、医嘱审核、用药指导、药学监护、健康教育等药学服务基本技能；

（2）熟悉白血病常见药物治疗方案和辅助用药的临床应用，包括常见药物不良反应的处理原则；

（3）了解白血病复杂病例的药物治疗。

（二）教学内容与要求

1. 白血病的分类、分型及诊疗措施

（1）掌握白血病分类、分型的概念

①急性白血病，包括急性髓系白血病（AML）和急性淋巴细胞白血病（ALL）；

②慢性白血病：包括慢性髓系白血病（CML）和慢性淋巴细胞白血病（CLL）。

（2）熟悉急性白血病药物治疗方案，包括诱导治疗、维持治疗、缓解后治疗、支持治疗；

（3）了解白血病的预后因素，如年龄、基因遗传学异常（BCR - ABL、MLL 重排、染色体 13p -、17p -）、初诊预后风险积分、疾病分期等。

2. 有关实验室检查及特殊检查在白血病诊疗中的意义

（1）掌握血常规检查、血生化检查的临床意义及检查报告的解读；

（2）熟悉骨髓象检查、细胞化学染色检查的临床意义及检查报告的解读；

（3）了解染色体基因检查的临床意义。

3. 学习国内外白血病相关临床诊疗规范

（1）熟悉白血病药物治疗的总原则及代表药物；

（2）熟悉白血病靶向治疗药物的分类、用法；

（3）了解白血病的诊疗流程。

4. 药物治疗方案与评价实践

（1）熟悉 VP/VDP/VAP/VADP 方案（急淋）、DA、HOAP、HA 方案（非急淋）等白血病常见化疗方案，能够对个体化药物治疗方案进行评估；

（2）熟悉靶向治疗 TKI 抑制剂（伊马替尼、氟马替尼、达沙替尼、尼洛替尼）、BTK 抑制剂（伊布替尼、泽布替尼、奥布替尼）、BCL - 2 抑制剂（维

奈克拉）的评估与监护；

（3）了解伴有合并症、脏器功能不全、复杂用药的白血病患者的临床处置。

5. 药学监护实践

（1）在教师指导下，针对个体白血病患者的病情和药物治疗方案，制定药学监护计划，至少包括以下要点：药物疗效观察与评估；用药安全性监护措施与评估；患者用药依从性监护等；

（2）在教师指导下，能够为白血病患者提供健康教育和用药指导，包括：白血病疾病常识；个体化药物治疗方案及药品正确使用方法；常见药品不良反应的自我监测与应对措施；日常健康生活方式等；

（3）熟悉药品不良反应/不良事件报告程序，关注白血病治疗中可能出现的不良事件，在教师指导下能够正确填写报告表。

6. 学生应完成的作业

（1）参加白血病患者全程教学查房≥10 人次；
（2）完成白血病患者全程药学监护≥2 例；
（3）完整书写白血病患者教学药历≥1 份；
（4）在教师指导下，完成白血病患者用药教育≥10 人次；
（5）在教师指导下，完成住院白血病患者医嘱审核（全程跟踪）≥3 例；
（6）在教师指导下，完成药品不良反应报告≥1 份；
（7）参加白血病病例讨论会≥2 次；
（8）在教师指导下，解读白血病患者血常规、骨髓象、染色体基因检查报告各≥2 份。

（三）考核

1. 考核模式

出科考核，可选以下方式之一。
（1）过站式考核　现场或模拟临床场景，推荐采用客观结构化临床考核模式；
（2）病例（案例）考核。

2. 考核内容

（1）白血病治疗的医嘱审核与治疗方案评估；
（2）白血病患者的问诊考核与病例汇报；
（3）对患者（或模拟标准化患者）进行 TKI 抑制剂的用药指导。

3. 成绩评定

（1）日常表现及作业成绩评定（50％），内容参见学生作业基本要求；

（2）出科考核（50％），内容参见过站式考核和病例（案例）考核；

（3）可采用"合格""不合格"或百分制（≥60分为及格）。

五、姑息治疗

晚期癌症患者的姑息治疗是肿瘤治疗中重要的组成部分，是肿瘤治疗的补充。1990年世界卫生组织（WHO）将姑息治疗定义为对那些对根治性治疗无反应的疾病患者的主动治疗与照护。晚期癌症的姑息治疗，目标是减轻患者痛苦，提高患者生存质量，延长患者生命，同时避免过度治疗。

癌痛治疗和营养治疗是癌症姑息治疗中最重要的两种治疗手段。

Ⅰ. 癌痛治疗

WHO将疼痛确定为继血压、呼吸、脉搏、体温之后的"第五大生命体征"。有数据显示，癌症初诊患者疼痛发生率约25％，晚期癌症患者疼痛发病率为60％～80％，其中1/3患者为重度疼痛。医学界认为，免除疼痛是患者的基本权利。因此，充分的疼痛评估和管理对于改善癌痛患者的生存质量和健康结局至关重要。

（一）教学目的

（1）掌握WHO三阶梯止痛治疗原则、癌痛患者信息收集、疼痛评估原则及方法、阿片类药物剂量滴定方法、用药医嘱审核、用药指导、药学监护、用药教育等药学服务基本技能；

（2）熟悉癌痛常见药物治疗方案及辅助治疗药物的临床应用，包括常见药物不良反应及其处理原则与方法；

（3）了解难治性癌痛患者的药物治疗。

（二）教学内容与要求

1. 有关疼痛/癌痛的治疗及管理基本知识

（1）掌握疼痛程度的评估原则及方法，如简易疼痛程度分级法（VRS）、数字评分法（NRS）等；

（2）掌握三阶梯止痛治疗原则；

（3）熟悉癌痛的筛查、评估和管理办法；

（4）熟悉癌痛患者使用麻醉药品、精神药品的管理规定。

2. 常用实验室检查、影像学检查在癌痛临床诊疗中的意义

（1）熟悉血常规、二便常规、血生化等实验室检查的诊疗意义和检查报告的解读；

（2）熟悉常见心电图及超声、X 线、CT、MRI 等影像学检查的诊疗意义和检查报告的解读；

（3）了解癌症患者相关的其他检查的诊疗意义。

3. 学习国内外癌痛临床诊疗规范

（1）掌握三阶梯治疗方案及各类镇痛药物的代表药物；

（2）熟悉疼痛的诊断流程、综合治疗的总原则。

4. 药物治疗方案与评价实践

（1）掌握各类镇痛药物的临床应用与评价，能够对患者镇痛方案进行评估；

（2）掌握阿片类药物的剂量滴定、维持治疗、转换治疗方法及减量或停用原则；

（3）熟悉镇痛药物特殊剂型如缓释制剂、透皮制剂等合理选择与正确使用；

（4）熟悉其他镇痛药物的临床应用与评价；

（5）了解伴有合并症、脏器功能不全、复杂用药的癌痛患者的临床处置。

5. 药学监护实践

（1）在教师指导下，针对癌痛患者的病情和药物治疗方案，制定药学监护计划，至少包括以下要点：药物疗效观察与评估；用药安全性监护措施与评估；患者用药依从性监护等；

（2）在教师指导下，能够为癌痛患者提供健康教育和用药指导，包括：癌痛常识；个体化药物治疗方案及药品正确使用方法；常见药品不良反应的自我监测与应对措施；日常健康生活方式等；

（3）熟悉药品不良反应/不良事件报告程序，关注癌痛治疗中可能出现的不良事件，在教师指导下能够正确填写报告表。

6. 学生应完成的作业

（1）参加癌痛患者全程教学查房≥10 人次；

（2）完成癌痛患者全程药学监护≥3 例；

（3）完整书写癌痛教学药历≥1 份；

（4）在教师指导下，完成住院癌痛治疗药物医嘱审核（全程跟踪）≥3 例；

（5）在教师指导下，完成住院癌痛患者用药教育≥10 人次；

（6）在教师指导下，完成癌痛治疗药物不良反应报告≥1 份；

（7）参加癌痛相关病例讨论会≥2 次；

（8）在教师指导下，解读癌痛患者血常规、生化、影像学、超声检查报告各≥2 份。

（三）考核

1. 考核模式

出科考核，可选以下方式之一。

（1）过站式考核　现场或模拟临床场景，推荐采用客观结构化临床考核模式；

（2）病例（案例）考核。

2. 考核内容

（1）癌痛治疗的医嘱审核与治疗方案评估；

（2）癌痛患者的问诊考核与病例汇报；

（3）对患者（或模拟标准化患者）进行阿片类药物的用药指导。

3. 成绩评定

（1）日常表现及作业成绩评定（50%），内容参见学生作业基本要求；

（2）出科考核（50%），内容参见过站式考核和病例（案例）考核；

（3）可采用"合格""不合格"或百分制（≥60 分为及格）。

Ⅱ. 营养治疗

肿瘤患者 40% ~ 80% 会发生营养不良。肿瘤患者营养不良与总生存率较低、肿瘤治疗获益减少、化疗相关毒性增加和生存质量较差有关。营养治疗可能有助于改善肿瘤患者的结局。

营养治疗包括肠内营养（膳食营养）治疗和肠外营养（静脉营养）治疗。

（一）教学目的

（1）掌握接受营养支持治疗的恶性肿瘤患者的信息采集与整理方法及处方（用药医嘱）审核、用药指导、药学监护、健康教育等药学服务基本技能；

（2）熟悉恶性肿瘤患者肠外肠内营养治疗方案的制定、优化及辅助用药的临床应用，包括常见药物不良反应及其处理原则；

（3）了解营养治疗方案优化及复杂病例的临床处置。

（二）教学内容与要求

1. 肠外肠内营养治疗基础知识

（1）掌握临床营养风险筛查方法（营养风险筛查评估表 NRS2002）；

（2）掌握肠外肠内营养的含义、适应证、禁忌证；

（3）掌握总能量需求、蛋白质需求、能量分配、渗透压摩尔浓度等计算；

（4）熟悉碳水化合物、氨基酸、脂肪等营养物质的体内代谢过程及临床意义；

（5）熟悉胃肠道生理及营养物质的消化、吸收，水与电解质平衡及临床意义；

（6）熟悉总能量需求、蛋白质需求、能量分配等在临床营养支持诊疗中的意义；

（7）了解营养治疗患者的其他诊疗问题。

2. 常用实验室检查、影像学检查在营养治疗临床诊疗中的意义

（1）熟悉血常规、二便常规、血生化等实验室检查的诊疗意义和检查报告的解读；

（2）熟悉常见心电图及超声、X 线、CT、MRI 等影像学检查的诊疗意义和检查报告的解读；

（3）熟悉下列检验或检查项目的临床意义及检验或检查报告的解读和应用
①总胆红素、直接胆红素；
②血清三酰甘油及胆固醇；
③电解质及微量元素；
④血清脂肪酶、淀粉酶；
⑤蛋白质合成代谢功能；

（4）了解营养治疗患者其他临床检查的诊疗意义
①蛋白质合成代谢功能；
②人体成分分析及能量代谢测定。

3. 学习国内外营养治疗临床诊疗规范

（1）熟悉肿瘤患者的三阶梯营养治疗策略和方法；

（2）了解现代输液系统及临床常见的肠内营养支持途径、肠外营养支持途径。

4. 药物治疗方案与评价实践

（1）熟悉常用的各种肠内肠外营养药物的临床应用与评价，能够对个体化营养治疗方案进行评估；

（2）了解伴有合并症、脏器功能不全、复杂用药的营养治疗患者的临床处置。

5. 药学监护实践

（1）在教师指导下，针对营养治疗患者的病情和药物治疗方案，制定药学监护计划，至少包括以下要点：药物疗效的观察与评估，用药安全性监护措施与评估，患者用药依从性监护等；

（2）在教师指导下，能够为营养治疗患者提供健康教育和用药指导，包括：临床营养常识，个体化药物治疗方案及药品正确使用方法，常见药品不良反应的自我监测与应对措施，日常健康生活方式等；

（3）熟悉肠内肠外营养治疗常见并发症及防治，包括肠外营养静脉导管相关并发症、代谢性并发症及脏器功能损害，肠内营养治疗胃肠道并发症和机械性并发症；

（4）熟悉药品不良反应/不良事件报告程序，关注营养治疗中可能出现的不良事件，在教师指导下能够正确填写报告表。

6. 学生应完成的作业

（1）参加营养治疗患者全程教学查房≥10人次；
（2）完成营养治疗患者全程药学监护≥3例；
（3）完整书写营养治疗患者教学药历≥1份；
（4）在教师指导下，完成营养治疗患者用药教育≥10人次；
（5）在教师指导下，完成营养治疗医嘱审核（全程跟踪）≥3例；
（6）在教师指导下，完成药品不良反应报告≥1份；
（5）参加营养治疗相关病例讨论会≥2份；
（7）在教师指导下，解读营养治疗患者的血常规、生化、影像学、超声检查报告各≥2份。

（三）考核

1. 考核模式

出科考核，可选以下方式之一。
（1）过站式考核　现场或模拟临床场景，推荐采用客观结构化临床考核模式；
（2）病例（案例）考核。

2. 考核内容

（1）营养治疗的医嘱审核与治疗方案评估；

（2）营养不良患者的问诊考核与病例汇报；

（3）对患者（或模拟标准化患者）进行肠内、肠外营养的用药指导。

3. 成绩评定

（1）日常表现及作业成绩评定（50%），内容参见学生作业基本要求；

（2）出科考核（50%），内容参见过站式考核和病例（案例）考核；

（3）可采用"合格""不合格"或百分制（≥60分为及格）。

第八章 临床药学本科专业肾脏内科实践教学大纲

肾脏病是严重危害人类健康与生活质量的常见疾病。在我国，慢性肾脏病（chronic kidney disease，CKD）患者超过 1 亿，患病率为 11%～13%。急性肾损伤（acute kidney injury，AKI）是肾脏病另一常见病种，有 3%～5% 的住院患者会发生 AKI。肾脏病的病因多样，临床诊断复杂，大多数原发性肾小球疾病的发病机制目前尚不清晰。常用的治疗手段包括药物治疗以及终末期肾病的肾脏替代治疗与肾移植。目前，药物治疗多以改善临床症状，延缓疾病进程为目的。CKD 患者多合并其他疾病与并发症，约 80% 的患者每天服用 5 种以上的药物，老年 CKD 患者平均每日用药多达 9 种。

依据《临床药学专业教学质量国家标准》《全国临床药学本科专业实践教学基地教学指南》，临床药学本科生在肾脏内科实习时间应不少于 6 周，可选择急性肾损伤与急进性肾小球肾炎、慢性肾小球肾炎、慢性肾脏病（3～5 期非透析）、慢性肾脏病（透析）、肾移植等 1～2 个病种为重点进行教学。为促进学生掌握专业基本理论、基本知识和基本技能，提高肾脏内科临床实践教学质量，培养学生正确的临床用药思维，树立以患者为中心的职业理念，掌握本专业相关的药物重整、处方/医嘱审核、监护重点、用药教育和人文沟通交流等药学服务基本技能，特制定本大纲，以指导临床药学本科生在肾脏内科的教学和考核。

一、急性肾损伤与急进性肾小球肾炎

急性肾损伤（acute kidney injury，AKI）是指短时间内肾小球滤过功能急性减退的病理生理状态。根据 2021 年改善全球肾脏病预后组织（KDIGO）的标准，血肌酐在 48 小时内升高 $\geq 26.5\mu mol/L$（$\geq 0.3mg/dl$）；或血肌酐在 7 天内较基础值升高 $\geq 50\%$；或尿量 $< 0.5ml/（kg \cdot h）$，持续 ≥ 6 小时即可判定为 AKI。根据病变部位和病因不同，急性肾损伤可分为肾前性、肾性和肾后性三大类。肾前性多由灌注不足造成，肾性按照损伤部位分为小管性（ATN，急性肾小管肾炎）、间质性（AIN，急性间质性肾炎）、血管性和小球性，肾后性多由尿路梗阻造成。AKI 损伤后的肾脏慢性炎症修复可能长期存在，部分患者会进展到 CKD，甚至进展至终末期肾病（end‐stage renal disease，ESRD）。

急进性肾小球肾炎（rapidly progressive glomerulonephritis，RPGN）是一种临床综合征，以血尿、蛋白尿、高血压和水肿等急性肾炎综合征的表现为特征，肾功能迅速下降，早期出现无尿或少尿，数周内进入肾衰竭，最常见的形态学特征为新月体广泛形成，即肾小囊腔毛细血管外增生。老年患者是 RPGN 的高风险人群，但 RPGN 可见于任何年龄段，包括儿童。经强化免疫抑制治疗后，多数新月体性肾炎仍有进展至终末期肾病的风险。RPGN 的治疗与预防进一步的肾脏损伤是目前这一疾病治疗的一大挑战。

（一）教学目的

（1）掌握 AKI 与 RPGN 疾病患者的信息采集、整理与评估方法及用药医嘱审核、用药指导、药学监护、健康教育等药学监护基本技能；

（2）熟悉 AKI 和 RPGN 患者的临床诊断分型和分级；熟悉潜在肾毒性药物，以及如何预防院内 AKI 的发生；

（3）了解 AKI 与 RPGN 的常见临床症状、病理类型。

（二）教学内容与要求

1. AKI 和 RPGN 的主要病因和临床表现

（1）AKI 的主要病因包括肾前性（容量不足、心血管疾病等）、肾后性（梗阻性肾病）和肾性（急性肾小管坏死、急性肾小球肾炎、间质性肾炎、肾毒素药物等）和常见危险因素；

（2）RPGN 的病理特点主要是免疫荧光分类（包括 anti–GBM 介导、免疫复合物介导、寡免疫复合物介导和双抗体介导）。

2. 学习常用实验室检查、影像学检查、病理学诊断和分子检测方法

（1）48 小时内血清肌酐值升高≥26.52μmol/L（0.3mg/dl）；

（2）前 7 天内血清肌酐增加≥基线的 1.5 倍；

（3）持续 6 小时尿量 <0.5ml/（kg·h）。

（4）了解肾脏穿刺检查报告的解读；

（5）熟悉肾脏 B 超、CT、MRI 等影像学检查报告的解读；

（6）熟悉尿量、血常规、血生化、尿常规、尿液分析和尿蛋白定量、尿沉渣检查、血肌酐等实验室检查报告的解读。

3. 学习国内外 AKI 和 RPGN 相关临床诊疗指南

（1）熟悉 AKI 和 RPGN 的常用药物及其药物治疗方案；

（2）了解 AKI 和 RPGN 的临床常用治疗方案以及连续性血液过滤和血浆置换疗法。

4. 药物治疗方案与评价实践

掌握以下治疗药物的作用机制、药动学特点、临床应用及常见的不良反应与处理原则；掌握 AKI 和 RPGN 的常用治疗药物的禁忌证、药物相互作用、适宜的给药顺序、溶媒选择、给药时间、给药速度、预处理等。

（1）免疫治疗　环磷酰胺、利妥昔单抗等；

（2）激素　甲泼尼龙、醋酸泼尼松、泼尼松龙等，以及长期使用激素的辅助用药；

（3）对症治疗辅助用药：降压药、利尿剂、抗血小板药、抗凝药、治疗贫血药、钙磷调节剂、补钾与降钾药物等。

5. 药学监护实践

（1）针对个体 AKI 和 RPGN 患者的病情和药物治疗方案制定药学监护计划，至少包括以下要点：药物疗效观察与评估；用药安全性监护措施与评估；患者依从性监护等；

（2）能够为 AKI 和 RPGN 患者提供健康教育和用药指导，包括：疾病常识；个体化药物治疗方案及药品正确使用方法；常见药品不良反应自我监测与应对措施；日常健康生活方式等；

（3）熟悉药物不良反应/不良事件报告程序，关注 AKI 和 RPGN 治疗中可能出现的不良事件，能够正确填写报告表。

6. 学生应完成的作业

（1）参加 AKI 或 RPGN 患者全程教学查房≥10 人次；

（2）完成 AKI 或 RPGN 患者全程药学监护≥3 例；

（3）完整书写 AKI 相关教学药历≥1 份；

（4）在教师指导下，完成住院 AKI 或 RPGN 患者用药医嘱审核（全程跟踪）≥3 例；

（5）在教师指导下，完成 AKI 或 RPGN 患者用药教育≥3 人次；

（6）在教师指导下，完成药品不良反应报告≥1 份；

（7）参加 AKI 或 RPGN 相关病例讨论会各≥1 次；

（8）在教师指导下，解读 AKI 或 RPGN 患者血常规、生化、影像学检查报告各≥2 份。

（三）考核

1. 考核模式

出科考核，可选以下方式之一。

（1）过站式考核　现场或模拟临床场景，推荐采用客观结构化临床考核模式；

（2）病例（案例）考核。

2. 考核内容

（1）AKI 或 RPGN 患者用药的医嘱审核与治疗方案评估；

（2）AKI 或 RPGN 患者问诊考核与病例汇报；

（3）针对患者的诊疗方案或免疫治疗药物进行用药教育。

3. 成绩评定

（1）日常表现及作业成绩评定（50%），内容参见学生作业基本要求；

（2）出科考核（50%），内容参见过站式考核和病例（案例）考核；

（3）可采用"合格""不合格"或百分制（≥60 分为及格）。

二、慢性肾小球肾炎

慢性肾小球肾炎是最常见的肾脏疾病，临床可表现为蛋白尿、血尿、水肿、高血压等。包括原发性和继发性肾小球肾炎，可由多种病理类型引起，常见的有免疫球蛋白 A 肾炎（IgA 肾病）、微小病变、膜性肾病、局灶性节段性肾小球硬化、狼疮性肾炎等。对于慢性肾小球肾炎治疗，早期发现和早期干预，包括原发病的治疗、各种危险因素的处理以及延缓慢性肾功能不全的进展可以显著降低并发症的发生率，提高生存率。患者大多需要长期使用免疫抑制剂和糖皮质激素来控制疾病的发展。

（一）教学目的

（1）了解慢性肾小球疾病的常见症状和并发症；

（2）熟悉不同肾小球疾病的临床诊断、功能诊断和病理诊断；

（3）掌握慢性肾小球肾炎的药物治疗方案，包括免疫与非免疫治疗；

（4）掌握常用的免疫抑制剂与糖皮质激素的药理学特点、临床应用监护；

（5）掌握慢性肾小球肾炎患者常见并发症的处理等。

（二）教学内容与要求

1. 慢性肾小球肾炎有关评估方法及其诊疗意义

（1）了解肾小球肾炎加重的危险因素，预防或延缓发展成终末期肾病。了解慢性肾小球疾病的常见症状（蛋白尿、血尿、高血压、水肿等）和常见并发症（感染、血栓、高脂血症等）。

（2）熟悉不同肾小球疾病的临床诊断（肾病综合征、肾炎综合征、单纯性血尿等)、功能诊断(慢性肾脏病分期、急性肾损伤分级)和病理诊断(微小病变、膜性肾病、局灶性节段性肾小球硬化、IgA 肾病、膜增殖性肾小球肾炎等)。

2. 常用实验室检查、影像学检查、病理学诊断和分子检测方法

(1) 了解肾脏穿刺检查报告的解读;

(2) 熟悉肾脏 B 超、CT、MRI 等影像学检查报告的解读;

(3) 熟悉尿量、血常规、血生化、尿常规、尿液分析和尿蛋白定量、尿沉渣检查、血肌酐等实验室检查报告的解读。

3. 学习国内外慢性肾小球肾炎临床诊疗规范

掌握慢性肾小球肾炎相关的国内外诊疗规范及指南,掌握不同肾小球肾炎的免疫治疗与非免疫治疗方案,掌握原发性肾小球疾病可能出现的并发症(水肿、高血压、高脂血症、高凝状态、感染等)的药物治疗方案。

4. 药物治疗方案与评价实践

掌握以下治疗药物的作用机制、药动学特点、临床应用及常见的不良反应与处理原则;掌握原发性肾小球疾病常用治疗药物的禁忌证、药物相互作用、适宜的给药顺序、溶媒选择、给药时间、给药速度、预处理等。

(1) 免疫治疗:糖皮质激素、环磷酰胺、吗替麦考酚酯、来氟米特、他克莫司、环孢素、利妥昔单抗、奥妥珠单抗、贝利尤单抗、泰它西普等;

(2) 非免疫治疗:血管紧张素 Ⅱ 受体拮抗剂、血管紧张素转换酶抑制剂、钠 - 葡萄糖协同转运蛋白 2 抑制剂、盐皮质激素受体拮抗剂;

(3) 糖皮质激素:甲泼尼龙、醋酸泼尼松以及长期使用激素的辅助用药;

(4) 对症治疗辅助用药:降压药、降糖药、调脂药、利尿剂、抗血小板药、抗凝药等。

5. 药学监护实践

(1) 针对个体慢性肾小球肾炎患者的病情和药物治疗方案制定药学监护计划,至少包括以下要点:药物疗效观察与评估;用药安全性监护措施与评估;患者依从性评估等;

(2) 能够为慢性肾小球肾炎患者提供健康教育和用药指导,包括:疾病常识;个体化药物治疗方案及药品正确使用方法,特别是环孢素和他克莫司应用、药物浓度监测等;常见药品不良反应自我监测与应对措施,特别是糖皮质激素和免疫抑制剂的重要不良反应识别、监测及应对;日常健康生活方式等;

(3) 熟悉药物不良反应/不良事件报告程序,关注慢性肾小球肾炎治疗中可能出现的不良事件,能够正确填写报告表。

6. 学生应完成的作业

（1）参加慢性肾小球疾病患者全程教学查房≥8 人次；

（2）完成慢性肾小球疾病患者全程药学监护≥3 例；

（3）完整书写原发性肾小球疾病患者教学药历≥1 份；

（4）在教师指导下，完成慢性肾小球疾病患者住院医嘱审核（全程跟踪）≥5 例；

（5）在教师指导下，完成原发性肾小球疾病患者用药教育≥5 人次；

（6）在教师指导下，完成药品不良反应报告≥1 份；

（7）参加原发性肾小球疾病相关病例讨论会≥1 次；

（8）在教师指导下，解读原发性肾小球疾病患者血常规、尿常规、24 小时尿蛋白排泄率、影像学检查报告各≥3 份。

（三）考核

1. 考核模式

出科考核，可选以下方式之一。

（1）过站式考核　现场或模拟临床场景，推荐采用客观结构化临床考核模式；

（2）病例（案例）考核。

2. 考核内容

（1）慢性肾小球肾炎患者用药的医嘱审核与治疗方案评估；

（2）慢性肾小球肾炎患者问诊考核与病例汇报；

（3）针对患者的诊疗方案或免疫治疗药物进行用药教育。

3. 成绩评定

（1）日常表现及作业成绩评定（50%），内容参见学生作业基本要求；

（2）出科考核（50%），内容参见过站式考核和病例（案例）考核；

（3）可采用"合格""不合格"或百分制（≥60 分为及格）。

三、慢性肾脏病（3~5 期，非透析）

慢性肾脏病（CKD）是指各种原因引起的慢性肾脏结构和功能障碍，包括肾小球滤过率正常和不正常的病理损伤、血液或尿液成分异常及影像学检查异常，或不明原因肾小球滤过率下降 [eGFR <60ml/(min·1.73m^2)，分期为 3~5 期] 等超过 3 个月。患者临床可表现为不同程度的尿蛋白、浮肿、高血压、肾功

能损伤等。慢性肾脏疾病按照肾脏功能分为 1～5 期，从肾脏受损但肾小球过滤率正常（1 期）到肾衰竭/终末期肾病（5 期）。对于 3～5 期的慢性肾脏病来说，不仅仅要治疗原发疾病（包括慢性肾小球肾炎、糖尿病、高血压等），更应该关注各种并发症的预防及处理，延缓患者进入透析的时间，提高生活质量及生存率。

（一）教学目的

（1）了解 CKD 3～5 期的原发基础疾病；

（2）熟悉 CKD 原发基础疾病的防治措施，主要包括高血压、糖尿病及部分肾小球肾炎等；

（3）掌握肾功能的评估，不同分期的 CKD 对药物代谢动力学的影响及相应的剂量调整方案；

（4）CKD 3～5 期的原发疾病及并发症的药物治疗方案、药学监护、用药指导、常见药物不良反应及其处理原则。

（二）教学内容与要求

1. 了解可能引起 CKD 的疾病

（1）原发性和继发性的免疫性肾小球疾病；

（2）糖尿病肾病；

（3）高血压肾病；

（4）遗传性肾病。

2. 熟悉常用实验室检查、影像学检查、病理学诊断和分子检测方法

（1）熟悉肾脏 B 超、CT、MRI 等影像学检查报告的解读；

（2）熟悉尿量、尿常规、尿液分析和尿蛋白定量、尿沉渣检查、血常规、血生化、血肌酐、钙磷代谢及 PTH 检测等实验室检查报告的解读。

3. 学习国内外慢性肾脏病临床诊疗规范

（1）CKD 分期

①1 期：GFR 正常 $\geqslant 90 \mathrm{ml}/(\min \cdot 1.73\mathrm{m}^2)$；

②2 期：GFR 为 $60～89\mathrm{ml}/(\min \cdot 1.73\mathrm{m}^2)$；

③3a 期：GFR 为 $45～59\mathrm{ml}/(\min \cdot 1.73\mathrm{m}^2)$；

④3b 期：GFR 为 $30～44\mathrm{ml}/(\min \cdot 1.73\mathrm{m}^2)$；

⑤4 期：GFR 为 $15～29\mathrm{ml}/(\min \cdot 1.73\mathrm{m}^2)$；

⑥5 期：GFR $<15\mathrm{ml}/(\min \cdot 1.73\mathrm{m}^2)$。

（2）肾功能的几种评估方式

①CKD – EPI 公式　单位为 ml/（min・1.73m²）。

男性：Scr≤0.9mg/dl：eGFR = 144 ×（Scr/0.9）– 0.411 ×（0.993）年龄，

　　　　Scr > 0.9ml/dl：eGFR = 144 ×（Scr/0.9）– 1.209 ×（0.993）年龄；

女性：Scr≤0.7mg/dl：eGFR = 144 ×（Scr/0.7）– 0.329 ×（0.993）年龄，

　　　　Scr > 0.7ml/dl：eGFR = 144 ×（Scr/0.7）– 1.209 ×（0.993）年龄。

②C – G 公式（Cockcroft – Gault equation）

Ccr（ml/min）= [（140 – 年龄）× 体重 × 0.85（女性）]/（72 × Scr）；

BSA（m²）= 0.007184 × 体重（kg）× 0.425 × 身高（cm）× 0.725；

eGFR[ml/（min・1.73m²）] = Ccr × 0.84 × 1.73/BSA。

③MDRD 公式　单位为 ml/（min・1.73m²）。

eGFR = 186 × Scr – 1.154 × 年龄 – 0.203 × 0.742（女性）。

（3）国内外常用 CKD 相关指南

①慢性肾脏病早期筛查、诊断及防治指南（2022 年版）；

②KDIGO 临床实践指南

a. 慢性肾脏病患者的糖尿病管理；

b. 慢性肾脏病患者的血压管理；

c. 慢性肾脏病矿物质与骨异常诊断、评估、预防和治疗；

d. 慢性肾脏病患者的血脂管理；

e. 慢性肾脏疾病评估及管理。

③NICE 指南：慢性肾脏疾病早期诊断和管理更新要点。

4. 药物治疗方案与评价实践

（1）掌握以下治疗药物的作用机制、药动学特点、临床应用及常见的不良反应与处理原则；掌握常用治疗药物的禁忌证、药物相互作用、适宜的给药顺序、溶媒选择、给药时间、给药速度、预处理等。

①降糖药：磺酰脲类药物、二甲双胍、噻唑烷二酮类药物、α 葡萄糖苷酶抑制剂、DPP – 4 抑制剂、胰岛素、GLP – 1 受体激动剂；

②降压药：β 受体拮抗剂、利尿剂、钙离子通道阻滞剂、血管紧张素 Ⅱ 受体拮抗剂、血管紧张素转换酶抑制剂、α 受体拮抗剂；

③肾性骨病治疗药物：天然与活性维生素 D、拟钙剂、磷酸盐结合剂；

④肾性贫血治疗药物：铁补充剂、叶酸补充剂、人促红素、HIF 脯氨酰羟化酶抑制剂；

⑤抗生素：青霉素类、头孢菌素类、氨基糖苷类、多黏菌素类、四环素类、氯霉素类、大环内酯类、磺胺类；

⑥抗病毒药物：乙肝抗病毒药物、抗结核病毒药物。

（2）学习掌握 CKD 患者剂量调整原理和药物动力学变化，主要包括以下几个方面。

①药代动力学改变

药动学参数	一般情况下的改变	对剂量的影响
吸收	通常无变化	·口服剂型：CKD 患者胃肠道反应影响口服药物吸收；患者胃轻瘫、肠水肿或与磷酸盐结合剂（如钙 + 四环素或氟喹诺酮类药物）相互作用可能会减少吸收。降低首过代谢可能会增加某些药物的生物利用度（如 β 受体拮抗剂、丙氧酚） ·皮下给药：明显的皮下水肿可减少或减缓吸收（如依诺肝素、胰岛素） ·静脉给药：未受影响
分布	增加，且亲水性＞亲脂性	·亲水药物（如氨基糖苷类、万古霉素、达托霉素）的分布会随着体内总水分的增加而增加。第一次剂量可能需要增加 ·白蛋白丢失、摄入减少，血浆白蛋白下降，导致药物的蛋白结合率降低，活性的游离药物浓度增高，显著增加分布体积。增加药物不良事件的风险，可能需要减少剂量
代谢	降低	·代谢产物排泄受阻→毒素潴留，生物酶（特别是肝微粒体酶系）活性受影响，影响药物代谢 ·肾衰→肾性贫血，组织供氧减少，影响药物氧化反应、代谢。可能需要减少窄治疗窗药物的剂量
排泄	降低	·主要以原型排泄的药物：减量或延长给药间隔 ·活性或毒性代谢产物主要经肾脏排泄的药物：减量 ·主要通过肝脏代谢从体内清除、仅 15% 以下原型由肾排泄的药物：常用剂量

②药物调整基本原则

	宽治疗窗药物	窄治疗窗药物
不需要调整	疗程短（3–7 天），如外阴阴道念珠菌病用氟康唑 低剂量或预防性给药，如甲氧苄啶/磺胺甲噁唑预防 PCP 肺孢子虫肺炎	患者特定的第一次剂量或负荷剂量，如华法林、茶碱、苯巴比妥
需要调整	累计剂量与不良反应相关，如头孢吡肟脑病	所有维持剂量，如所有通过肾脏消除的药物 通过治疗药物监测给药，如氨基糖苷类、苯妥英、锂、地高辛

5. 药学监护实践

（1）针对个体慢性肾脏病患者的病情和药物治疗方案制定药学监护计划，

至少包括以下要点：药物疗效观察与评估；用药安全性监护措施与评估；患者依从性监护等；

（2）掌握慢性肾脏病常用治疗药物的禁忌证、药物相互作用、适宜的给药顺序、溶媒选择、给药时间、给药速度、预处理等；

（3）能够为慢性肾脏病患者提供健康教育和用药指导，包括：疾病常识；个体化药物治疗方案及药品正确使用方法；常见药品不良反应自我监测与应对措施；日常健康生活方式等；

（4）熟悉药物不良反应/不良事件报告程序，关注慢性肾脏病治疗中可能出现的不良事件，能够正确填写报告表。

6. 学生应完成的作业

（1）参加 CKD 患者全程教学查房≥8 人次；

（2）完成 CKD 患者全程药学监护≥5 例；

（3）完整书写 CKD 患者教学药历≥1 份；

（4）在教师指导下，完成患者用药医嘱审核（全程跟踪）≥5 例；

（5）在教师指导下，完成 CKD 患者用药教育≥10 人次；

（6）在教师指导下，完成药品不良反应报告≥1 份；

（7）参加 CKD 相关病例讨论会≥1 次；

（8）在教师指导下，解读 CKD 患者血常规、生化、影像学检查报告各≥2 份。

（三）考核

1. 考核模式

出科考核，可选以下方式之一。

（1）过站式考核　现场或模拟临床场景，推荐采用客观结构化临床考核模式；

（2）病例（案例）考核。

2. 考核内容

（1）慢性肾脏病患者用药的医嘱审核与治疗方案评估；

（2）慢性肾脏病患者问诊考核与病例汇报；

（3）针对患者治疗 CKD 与并发症的诊疗方案进行用药教育。

3. 成绩评定

（1）日常表现及作业成绩评定（50%），内容参见学生作业基本要求；

（2）出科考核（50%），内容参见过站式考核和病例（案例）考核；

（3）可采用"合格""不合格"或百分制（≥60 分为及格）。

四、终末期肾脏病（透析）

当慢性肾脏病患者进展至 5 期（终末期肾病）时，应及时进行肾脏替代治疗，包括透析和移植两种治疗方式。透析疗法是使体液内的成分（溶质或水分）通过半透膜排出体外的治疗方法，常用于急性或慢性肾功能衰竭、药物或其他毒物在体内蓄积的情况。透析一般分为血液透析及腹膜透析两种。透析作为一种常规治疗手段已非常普及，成功挽救了众多慢性肾衰竭患者的生命，使部分患者得以长期存活，单纯依赖血液透析治疗的患者最长存活时间已超过40 年。但透析仍存在较多的短期和长期并发症，同时患者还需用药控制终末期肾病的并发症，存在多重用药风险，需要药师进行精准化管理。如何提高透析患者的长期生存率和生活质量是肾脏病医生与药师面临的巨大挑战。

（一）教学目的

（1）了解不同种类的透析方式及相应适应证；

（2）熟悉透析患者的居家监护，熟悉透析的各种并发症、预防措施；

（3）掌握终末期肾脏病透析患者常用的药物治疗方案，包括终末期肾脏病的基础疾病（高血压、糖尿病等）、终末期肾脏病的并发症（贫血、钙磷代谢异常等）、透析并发症（感染、冠状动脉疾病等）；

（4）掌握针对透析患者的用药指导、药学监护、健康教育等药学服务基本技能。

（二）教学内容与要求

1. 了解终末期肾脏病患者合适的透析方式

了解不同透析方式的优缺点，为终末期肾病患者选择合适的透析方式。了解患者进行肾脏替代疗法所需要的准备。

（1）腹膜透析；

（2）血液透析。

2. 熟悉常用实验室检查、影像学检查、病理学诊断和分子检测方法

（1）熟悉肾脏 B 超、CT、MRI 等影像学检查报告的解读；

（2）熟悉尿量、血常规、血生化、尿常规、血肌酐、尿液分析和尿蛋白定量、尿沉渣检查、体液细胞学检测等实验室检查报告的解读。

3. 学习国内外透析临床诊疗规范

熟悉具体腹膜透析方案及评估、熟悉各种血液净化方案。

4. 药物治疗方案与评价实践

（1）掌握终末期肾病透析患者常用的药物治疗方案，包括终末期肾脏病的基础疾病（高血压、糖尿病等）、终末期肾病的并发症（贫血、钙磷代谢异常等），透析并发症（感染、冠状动脉疾病等）。掌握各种肾脏基础疾病及并发症，在透析和非透析阶段治疗的不同。

（2）掌握以下治疗药物的作用机制、药动学特点、临床应用及常见的不良反应与处理原则。

①抗感染药物：在感染治疗的应用；

②钙磷调节药物：天然与活性维生素 D、拟钙剂、磷酸盐结合剂；

③肾性贫血药物：铁补充剂、叶酸补充剂、人促红素、HIF 脯氨酰羟化酶抑制剂、输血；

④降糖药：胰岛素、DPP－4 抑制剂；

⑤降压药：β 受体拮抗剂、利尿剂、钙离子通道阻滞剂、血管紧张素 Ⅱ 受体拮抗剂、血管紧张素转换酶抑制剂、α 受体拮抗剂；

⑥降尿酸药物：非布司他；

⑦降钾药物：排钾利尿剂、葡萄糖酸钙、阳离子交换树脂、环硅酸锆钠散。

（3）掌握肾脏替代疗法（透析）对药物代谢动力学的影响及相应的剂量调整。透析患者药物剂量调整原则如下所述。

①如果药物的透析清除率＞30%，则必须考虑在透析中给予补充剂量。补充方法：药物补充剂量 =（药物理想血浆水平－目前血浆水平）×分布容积×体重（kg）；

②每天一次给药者：于透析后给药，剂量适当提高；

③每天多次给药者：透析结束后追加给药，可以参照正常剂量给药（毒性大的药物建议减半应用）。

5. 药学监护实践

（1）针对个体终末期肾脏病患者的病情和药物治疗方案制定药学监护计划，至少包括以下要点：药物疗效观察与评估；用药安全性监护措施与评估；患者依从性监护等；

（2）掌握透析患者常用治疗药物的禁忌证、药物相互作用、适宜的给药顺序、溶媒选择、给药时间、给药速度、预处理等；

（3）在教师指导下，能够为终末期肾脏病患者提供健康教育和用药指导，包括：疾病常识；个体化药物治疗方案及药品正确使用方法；常见药品不良反应自我监测与应对措施；日常健康生活方式等；

（4）熟悉药物不良反应/不良事件报告程序，关注终末期肾脏病治疗中可能出现的不良事件，能够正确填写报告表。

6. 学生应完成的作业

（1）参加透析患者全程教学查房≥8 人次；

（2）完成透析患者全程药学监护≥5 例；

（3）完整书写透析患者教学药历≥1 份；

（4）在教师指导下，完成透析患者用药医嘱审核（全程跟踪）≥5 例；

（5）完成透析患者用药教育≥5 人次；

（6）完成药品不良反应报告≥1 份；

（7）参加透析相关病例讨论会≥1 次；

（8）解读透析患者血常规、生化、影像学检查报告各≥3 份。

（三）考核

1. 考核模式

出科考核，可选以下方式之一。

（1）过站式考核　现场或模拟临床场景，推荐采用客观结构化临床考核模式；

（2）病例（案例）考核。

2. 考核内容

（1）终末期肾病患者药物治疗的医嘱审核与治疗方案评估；

（2）终末期肾病患者问诊考核与病例汇报；

（3）针对患者的透析与并发症诊疗方案进行用药教育。

3. 成绩评定

（1）日常表现及作业成绩评定（50%），内容参见学生作业基本要求；

（2）出科考核（50%），内容参见过站式考核和病例（案例）考核；

（3）可采用"合格""不合格"或百分制（≥60 分为及格）。

五、肾移植

肾移植是终末期肾病患者最佳的替代治疗选择，目前肾移植已成为一种常规手术，移植肾及移植受者的短期生存率得到很大的提高。肾移植术后需要长期使用免疫抑制剂以避免排异反应；同时，长期使用免疫抑制剂会使肾移植受者处于感染及肿瘤的高风险中。肾移植患者后期还需要面对慢性移植肾病、移植肾带功死亡等问题。优化免疫抑制剂等药物的使用，改善移植肾与移植受者的长期存活已成为肾移植研究的关键问题。

（一）教学目的

（1）了解肾移植适应人群，供体与受者的准备工作，术前准备与术中监护；

（2）熟悉肾移植的原发疾病，移植免疫配型等；

（3）掌握肾移植术后的免疫抑制维持方案，掌握移植患者术后各种并发症（排斥、感染等）药物治疗方案；

（4）掌握肾移植患者常用免疫制剂相关知识，治疗药物监测结果的解读；

（5）掌握肾移植患者的用药指导、长期随访等药学服务基本技能。

（二）教学内容与要求

1. 了解肾移植适应人群（终末期肾病）和禁忌证

影响移植物存活的合并症（如严重心脏病、肿瘤）或基础疾病无法控制可能导致移植物迅速衰竭。了解供体与受者的准备工作，术前准备与术中监护。

2. 熟悉常用实验室检查、影像学检查、病理学诊断和分子检测方法

（1）了解肾脏穿刺检查报告的解读；

（2）熟悉肾脏 B 超、CT、MRI 等影像学检查报告的解读；

（3）熟悉尿量、血常规、血生化、尿常规、血肌酐、尿液分析和尿蛋白定量、尿沉渣检查等实验室检查报告的解读。

3. 学习国内外肾移植临床诊疗规范

（1）KDIGO 活体肾移植候选者评估与管理；

（2）中国肾移植受者免疫抑制治疗指南。

4. 药物治疗方案与评价实践

掌握肾移植术后的基础免疫抑制维持方案。掌握移植患者术后各种并发症，包括各种类型排斥、机会感染等的药物治疗方案。

掌握以下治疗药物的作用机制、药动学特点、临床应用及常见的不良反应与处理原则：掌握肾移植患者的常用治疗药物的禁忌证、药物相互作用、适宜的给药顺序、溶媒选择、给药时间、给药速度、预处理等。

（1）免疫抑制剂：他克莫司、环孢素、硫唑嘌呤、吗替麦考酚酯、ATG/ALG、巴利昔单抗、利妥昔单抗等；

（2）糖皮质激素：甲泼尼龙、醋酸泼尼松以及长期使用激素的辅助用药；

（3）并发症治疗用药：降压药、降糖药、利尿剂、抗病毒药物、抗生素等药物。

5. 药学监护实践

（1）针对个体肾移植患者的病情和药物治疗方案制定药学监护计划，至少包括以下要点：药物疗效观察与评估；用药安全性监护措施与评估；患者依从性监护等；

（2）掌握肾移植患者常用治疗药物的禁忌证、药物相互作用、适宜的给药顺序、溶媒选择、给药时间、给药速度、预处理等；

（3）能够为肾移植患者提供健康教育和用药指导，包括：疾病常识；个体化药物治疗方案及药品正确使用方法；常见药品不良反应自我监测与应对措施；日常健康生活方式等；

（4）熟悉药物不良反应/不良事件报告程序，关注肾移植治疗中可能出现的不良事件，能够正确填写报告表。

6. 学生作业基本要求

（1）参加肾移植患者全程教学查房≥5 人次；

（2）完成肾移植患者全程药学监护≥3 例；

（3）完整书写肾移植患者教学药历≥1 份；

（4）在教师指导下，完成肾移植患者住院用药医嘱审核（全程跟踪）≥3 例；

（5）完成肾移植患者用药教育≥3 人次；

（6）完成药品不良反应报告≥1 份；

（7）参加肾移植相关病例讨论会≥1 次；

（8）解读肾移植患者血常规、生化、影像学检查报告各≥3 份。

（三）考核

1. 考核模式

出科考核，可选以下方式之一。

（1）过站式考核 现场或模拟临床场景，推荐采用客观结构化临床考核模式；

（2）病例（案例）考核。

2. 考核内容

（1）肾移植患者药物治疗的医嘱审核与治疗方案评估；

（2）肾移植患者问诊考核与病例汇报；

（3）针对患者的免疫治疗方案进行用药教育。

3. 成绩评定

（1）日常表现及作业成绩评定（50%），内容参见学生作业基本要求；

（2）出科考核（50%），内容参见过站式考核和病例（案例）考核；

（3）可采用"合格""不合格"或百分制（≥60分为及格）。

第九章 临床药学本科专业儿科实践教学大纲

儿科学是一门研究从胎儿至青少年不断生长发育成熟过程中的各年龄期身心健康和疾病防治的医学科学。儿科学涉及范围广泛，重要内容包括预防儿科学、发育与行为儿科学、临床儿科学等。由于服务对象是体格和智能处于不断生长发育中的儿童，其生理、病理等方面都与成人有所不同，儿科药物治疗具有人群特殊性，因此必须掌握药物理化性质、作用机制、不良反应、适应证和禁忌证，以及个体化的剂量计算、适宜的用药方法以及用药注意事项。

依据《临床药学专业教学质量国家标准》《全国临床药学本科专业实践教学基地教学指南》，临床药学专业本科生在儿科实习时间应不少于为6周，可选择新生儿感染性疾病、癫痫、皮肤黏膜淋巴结综合征等1~2个病种为重点进行教学。为促进临床药学本科生掌握专业基本理论、基本知识和基本技能，提高儿科临床实践教学质量，特制定本大纲，以指导临床药学本科生在儿科的教学和考核。

一、新生儿败血症

新生儿败血症（neonatal septicemia）是指病原体侵入新生儿血液并生长、繁殖、产生毒素而造成的全身性炎症反应。常见病原体为细菌，但也可为真菌、病毒或原虫等其他病原体。尽管医学和抗生素发展迅速，但新生儿败血症的发病率和病死率仍居高不下。其发生率占活产儿的1‰~10‰，出生体重越轻，发病率越高，极低出生体重儿可达164‰。病死率13‰~50‰。本病早期诊断困难，易误诊。处理不及时，可导致败血症休克（septic shock）和多器官功能不全综合征（multiple organs dysfunetion syndrome，MODS）。

（一）教学目的

（1）掌握新生儿败血症的相关治疗药物的选药原则和医嘱审核要点，个体化用药指导，药学监护要点，常见药物不良反应及处理原则等药学服务基本技能；

（2）熟悉新生儿败血症的分类、不同临床表现、病原学检查、血液非特异性检查、诊断要点、治疗原则；

（3）了解新生儿败血症的病因和发病机制、危险因素、处理流程、预防方法。

（二）教学内容与要求

1. 新生儿败血症的诊断要点

（1）掌握新生儿败血症的危险因素和新生儿败血症诊断的"金标准"；

（2）熟悉新生儿败血症各个系统的临床表现；

（3）了解新生儿败血症疑似诊断、临床诊断及确诊的定义和区别。

2. 新生儿败血症常见的辅助检查

（1）掌握新生儿败血症的各类病原学检测方法；

（2）熟悉细菌药敏报告的解读，根据药敏试验选用适合的抗菌药物；

（3）了解各种血液非特异性检查的判断标准和临床意义。

3. 学习国内外新生儿败血症相关临床诊疗指南

（1）熟悉新生儿败血症的治疗原则；

（2）掌握不同抗感染治疗药物在新生儿特殊人群中的用法用量、常见不良反应和监护要点；

（3）了解新生儿败血症的严重并发症以及休克时液体复苏、纠正酸中毒、血管活性药物的使用原则。

4. 治疗药物方案与评价实践

（1）掌握新生儿败血症抗感染治疗的常用药物，剂量方案，药学监护要点，常见不良反应及处理原则，能够结合血药浓度监测方法对个体化药物治疗方案进行评估；

（2）熟悉各类支持治疗，包括免疫球蛋白 IIVIG 的使用、血管活性药物、营养支持药物、镇静镇痛药物的医嘱审核要点；

（3）了解新生儿败血症的其他治疗方法和评估要点。

5. 药学监护实践

（1）掌握如何对新生儿败血症的治疗方案进行疗效观察与评估以及提出药学监护要点，包括：当前药物治疗方案的疗效评估方法与持续监护计划，用药安全性评估与持续监护计划，用药依从性评估方法与用药指导，联合用药风险和获益评估与建议；

（2）熟悉抗感染药物常见的不良反应，以及不良反应和事件报告程序，关注治疗中可能出现的不良事件，在教师指导下能够正确填写不良反应报告表。

6. 学生应完成的作业

（1）完成新生儿败血症全程教学查房≥3 人次；
（2）完成抗感染治疗医嘱审核和药学监护≥3 例；
（3）在教师指导下，完成新生儿败血症药历 1 份；
（4）在教师指导下，完成新生儿败血症典型病例分析 1 份；
（5）在教师指导下，完成新生儿败血症病例讨论 1 份；
（6）参加临床相关病例讨论 1 次，并对药物治疗做出评价。

（三）考核

1. 考核模式

出科考核，可选以下方式之一。
（1）过站式考核　现场或模拟临床场景，推荐采用客观结构化临床考核模式；
（2）病例（案例）考核。

2. 考核内容

（1）抗感染药物的医嘱审核与治疗方案评估；
（2）新生儿败血症患儿家属的问诊考核与病例汇报；
（3）对新生儿败血症患儿家属（或模拟标准化患者）进行抗感染药物、益生菌的用药指导。

3. 成绩评定

（1）日常表现及作业成绩评定（50%），内容参见学生作业基本要求；
（2）出科考核（50%），内容参见过站式考核和病例（案例）考核；
（3）可采用"合格""不合格"或百分制（≥60 分为及格）。

二、癫痫

癫痫是反复发作性脑功能障碍疾病，是由大脑皮质神经元反复异常引起阵发性超同步化放电导致的一过性的各种临床症状和（或）体征。癫痫是儿童神经系统常见的疾病之一，发病率与年龄有关，1 岁以内儿童患病率最高，反复癫痫发作会对患儿的认知、心理以及社会产生影响。

（一）教学目的

（1）掌握儿童癫痫病史采集方法，抗癫痫药物的医嘱审核要点、个体化用药指导、药学监护、健康教育等药学服务基本技能；

（2）熟悉儿童癫痫的常见发作类型、分类及治疗原则；结合癫痫发作类型熟悉儿童癫痫的选药原则、抗癫痫药物之间相互作用、常见药物不良反应及其处理原则；

（3）了解儿童癫痫的常见病因、诊断要点及脑电图结果解读。

（二）教学内容与要求

1. 癫痫患儿有关诊疗评估方法

（1）掌握癫痫患儿病史采集方法；

（2）熟悉儿童癫痫的诊断原则及常见发作类型，包括儿童常见癫痫综合征，如大田园综合征、婴儿痉挛等；

（3）了解儿童癫痫的病因、诊断要点、预后的影响因素等。

2. 常见的辅助检查

（1）掌握常见抗癫痫药物血药浓度、基因检测报告的解读；

（2）熟悉脑电图、头颅 MRI、CT 等检查报告的解读及在诊断中的意义；

（3）熟悉血常规、血糖、电解质、肝肾功能、血气、丙酮酸、乳酸等实验室检测报告的解读及在病因方面的意义。

3. 学习国内外儿童癫痫相关临床诊疗指南

（1）熟悉儿童癫痫包括常见儿童癫痫综合征的治疗原则；

（2）熟悉常用抗癫痫药物及其药物治疗方案。

4. 药物治疗方案与评价实践

（1）掌握儿童癫痫药物治疗原则、常见药物治疗方案；能够结合血药浓度监测对个体化药物治疗方案进行评估；

（2）掌握儿童抗癫痫药物使用的医嘱审核要点；

（3）熟悉抗癫痫药物之间及与其他治疗药物的常见相互作用；

（4）了解其他抗癫痫治疗手段。

5. 药学监护实践

（1）在教师指导下，针对癫痫患儿病情和药物治疗方案制定个体化药学监护计划，至少包括以下要点：药物疗效观察与评估；用药安全性监护措施与评估；患者依从性监护等；

（2）在教师指导下，能够为癫痫患儿家属提供健康教育和用药指导，包括：癫痫疾病常识；抗癫痫药物规范化治疗原则；癫痫发作的日常记录、常见药品不良反应自我监测与应对措施；日常健康生活方式等；

（3）熟悉抗癫痫常见药物不良反应，以及不良反应和事件报告程序，关注治疗中可能出现的不良事件，在教师指导下能够正确填写报告表。

6. 学生应完成的作业

（1）参加癫痫患儿全程教学查房≥10人次；

（2）完成癫痫患儿全程药学监护≥3例；

（3）完整书写癫痫患儿教学药历≥1份；

（4）在教师指导下，完成住院癫痫患儿用药医嘱审核（全程跟踪）≥3例；

（5）在教师指导下，完成癫痫患儿用药教育≥10人次；

（6）在教师指导下，完成药品不良反应报告≥1份；

（7）参加癫痫相关病例讨论会≥2次；

（8）在教师指导下，完成住院癫痫患儿用药医嘱重整≥3份。

（三）考核

1. 考核模式

出科考核，可选以下方式之一。

（1）过站式考核　现场或模拟临床场景，推荐采用客观结构化临床考核模式；

（2）病例（案例）考核。

2. 考核内容

（1）癫痫治疗的医嘱审核与治疗方案评估；

（2）癫痫患儿/家属的问诊考核与病例汇报；

（3）对癫痫患儿/家属（或模拟标准化患者）进行抗癫痫药物的用药教育。

3. 成绩评定

（1）日常表现及作业成绩评定（50%），内容参见学生作业基本要求；

（2）出科考核（50%），内容参见过站式考核和病例（案例）考核；

（3）可采用"合格""不合格"或百分制（≥60分为及格）。

三、皮肤黏膜淋巴结综合征

儿童皮肤黏膜淋巴结综合征（又称川崎病，Kawasaki disease，KD）是儿童的常见病，其本质是儿童的全身性中小血管炎性，是一种急性期发病，具有自限倾向的疾病。疾病的心血管并发症或后遗症是儿童后天性获得性心脏病的主要来源。

（一）教学目的

（1）掌握川崎病病史采集方法，治疗川崎病的药物医嘱审核要点、个体化用药指导、药学监护、健康教育等药学服务基本技能；

（2）熟悉川崎病的临床特征、分型及治疗原则；熟悉川崎病患儿一线、二线用药原则及联合用药的注意事项；

（3）了解川崎病的诱因、发病机制、诊断要点及药物疗效监测。

（二）教学内容与要求

1. 川崎病的诊断方法

（1）掌握川崎病的症状和体征，川崎病急性期的临床表现及病史采集方法；

（2）熟悉川崎病的诊断原则及分型；

（3）了解儿童川崎病的病因、发病机制、预后随访等。

2. 常见的辅助检查

（1）掌握川崎病的临床诊断与危险分层中急性期反应蛋白、血常规、N末端脑钠肽前体的意义；

（2）熟悉炎性因子系列、淋巴细胞亚群系列、DIC全套等检验报告在诊断及病情评估中的意义；

（3）熟悉心脏超声心动图、心电图在川崎病病情评估及随访中的意义。

3. 学习国内外川崎病相关临床诊疗指南

（1）熟悉川崎病的控制目标与治疗路径；

（2）熟悉川崎病常用药物及其药物治疗方案。

4. 药物治疗方案与评价实践

（1）掌握儿童川崎病的药物治疗原则、常见药物治疗方案；能够结合检验结果对个体化药物治疗方案进行评估；

（2）掌握丙种球蛋白、糖皮质激素、非甾体类消炎药、抗血小板药、抗凝药等常用治疗药物使用的医嘱审核要点；

（3）掌握川崎病治疗药物的分类、作用机制及常见药物相互作用、不良反应的处理原则；

（4）了解不同型别川崎病的药物治疗方案及挽救性治疗方案，以及对患儿治疗方案疗效的个体化评价；

（5）了解疾病不同阶段的药物治疗方案及药物监护注意事项。

5. 药学监护实践

（1）在教师指导下，针对川崎病患儿病情和药物治疗方案制定个体化药学监护计划，至少包括以下要点：药物疗效观察与评估；用药安全性监控措施与评估；患者依从性监护等；

（2）在教师指导下，能够为川崎病患儿家属提供健康教育和用药指导，包括：治疗川崎病药物的分类与使用常识；治疗川崎病药物的应用原则；川崎病症状的监测及心血管后遗症的监测与复查、常见药品不良反应自我监测与应对措施；日常健康生活方式等；

（3）熟悉川崎病治疗常见药物不良反应，以及不良反应和事件报告程序，关注治疗中可能出现的不良事件，在教师指导下能够正确填写报告表。

6. 学生应完成的作业

（1）完成川崎病患儿的全程药学监护≥2例；

（2）参加川崎病患儿的教学查房≥1人次；

（3）完整书写川崎病患儿教学药历≥1份；

（4）在教师指导下，完成川崎病患儿（包括门诊患者）用药教育≥3人次；

（5）在教师指导下，完成川崎病住院患儿用药医嘱审核（全程跟踪）≥2例；

（6）在教师指导下，完成药品不良反应报告≥1份；

（7）参加川崎病相关病例讨论会≥1次；

（8）在教师指导下，解读川崎病患儿淋巴细胞亚群系列报告≥1份。

（三）考核

1. 考核模式

出科考核，可选以下方式之一。

（1）过站式考核　现场或模拟临床场景，推荐采用客观结构化临床考核模式；

（2）病例（案例）考核。

2. 考核内容

（1）川崎病治疗的医嘱审核与治疗方案评估；

（2）川崎病患儿/家属的问诊考核与病例汇报；

（3）对川崎病患儿/家属（或模拟标准化患者）进行抗血小板聚集药物、抗凝药物的用药指导。

3. 成绩评定

（1）日常表现及作业成绩评定（50%），内容参见学生作业基本要求；

（2）出科考核（50%），内容参见过站式考核和病例（案例）考核；

（3）可采用"合格""不合格"或百分制（≥60分为及格）。

四、支气管哮喘

支气管哮喘（bronchial asthma）简称哮喘，是由多种细胞（如嗜酸粒细胞、肥大细胞、T淋巴细胞、中性粒细胞、平滑肌细胞、气道上皮细胞等）和细胞组分参与的气道慢性炎症性疾病。哮喘也是儿童最常见的慢性呼吸道疾病。哮喘病情持续，反复发作，严重影响儿童的健康、生活和学习，并对家庭造成了很大精神压力和经济负担。

（一）教学目的

（1）掌握哮喘患儿的药物选择、剂量计算、雾化及吸入装置使用指导、药物不良反应评估及应对等药学监护基本技能；掌握与患儿家属沟通交流、病史采集、健康宣教等药学服务基本技能；

（2）熟悉儿童支气管哮喘的诊断标准、哮喘急性发作期的临床表现及严重程度分级、哮喘控制期常见药物治疗方案、哮喘急性发作期的治疗方案；

（3）了解儿童支气管哮喘的常见病因、临床特点、肺通气功能等辅助检查的意义、哮喘临床评估工具的意义及运用、哮喘的免疫治疗方案。

（二）教学内容与要求

1. 症状和体征在支气管哮喘临床诊疗中的意义

（1）掌握哮喘主要的临床表现：反复发作的喘息、咳嗽、气促、胸闷；

（2）熟悉哮喘急性发作期的临床特点：气促、体位、讲话方式、精神意识、三凹征、哮鸣音、氧饱和度等；

（3）了解咳嗽变异型哮喘的症状及特点。

2. 常用实验室检查和影像学检查在支气管哮喘临床诊疗中的意义

（1）熟悉肺功能检查（包括通气功能、支气管舒张/激发试验）对支气管哮喘临床诊断的意义，了解肺功能检查方法；

（2）了解有关特异性变应原检测项目、气道炎症指标检测（诱导痰嗜酸粒细胞分类计数、呼出气一氧化氮水平检查）的意义。

3. 学习国内外支气管哮喘相关临床诊疗指南

（1）熟悉对支气管哮喘不同分期的药物治疗原则；

（2）熟悉支气管哮喘合并感染时常用抗菌药物的应用原则；

（3）了解支气管哮喘病情的评估方法、支气管哮喘的分期及控制水平分级。

4. 药物治疗方案与评价实践

（1）掌握支气管哮喘的长期控制用药及急性期缓解药物分类及其代表药物；

（2）掌握吸入性糖皮质激素、吸入性 β_2 受体激动剂（LABA、SABA）、吸入性抗胆碱能药物的合理使用，药物常见不良反应及患者用药安全风险评估；

（3）熟悉全身性糖皮质激素、白三烯受体调节剂、茶碱类药物、硫酸镁的合理使用，药物常见不良反应及患者用药安全风险评估；

（4）熟悉通过问诊或 C – ACT、TRACK 等评估工具评价患儿用药依从性；

（5）了解支气管哮喘其他治疗方法，如免疫疗法、抗 IgE 抗体及抗 IL – 5 疗法等。

5. 药学监护实践

（1）在教师指导下，针对哮喘患儿病情和药物治疗方案制定个体化药学监护计划，至少包括以下要点：药物疗效观察与评估；平喘药物用药安全性监护措施与评估；患儿及家长对平喘药物使用的依从性监护等；

（2）掌握雾化吸入器、压力定量器物吸入器（pMDI）、pMDI + 储雾罐、干粉吸入器等特殊装置正确使用方法及患者用药指导；

（3）熟悉药品不良反应报告程序，关注药物治疗中可能出现的不良事件。

6. 学生应完成的作业

（1）参加支气管哮喘住院患者药学查房≥10 人次；

（2）完成支气管哮喘病例药物治疗全程药学监护≥3 例；

（3）完整书写支气管哮喘教学药历≥1 份；

（4）在教师指导下，完成支气管哮喘住院患者全程用药医嘱审核（指完整住院过程医嘱）≥3 例；

（5）在教师指导下，完成患者特殊装置用药教育≥10 人次（包括门诊患者教育）；

（6）在教师指导下，完成药物不良反应报告≥1 份；

（7）参加支气管哮喘相关病例讨论≥2 次。

（三）考核

1. 考核模式

出科考核，可选以下方式之一。

（1）过站式考核　现场或模拟临床场景，推荐采用客观结构化临床考核模式；

（2）病例（案例）考核。

2. 考核内容

（1）哮喘治疗的医嘱审核与治疗方案评估；

（2）哮喘患儿/家属的问诊考核与病例汇报；

（3）对患儿/家属（或模拟标准化患者）进行哮喘控制药物的用药指导。

3. 成绩评定

（1）日常表现及作业成绩评定（50%），内容参见学生作业基本要求；

（2）出科考核（50%），内容参见过站式考核和病例（案例）考核；

（3）可采用"合格""不合格"或百分制（≥60 分为及格）。

五、幼年特发性关节炎

幼年特发性关节炎（juvenile idiopathic arthritis，JIA）是一组 16 岁以前起病，原因不明，以慢性（持续 6 周或以上）关节炎为主要特征，可伴有其他组织、器官损害的慢性全身性疾病，并除外其他疾病所致关节炎。关节炎定义为：关节肿胀和（或）积液，或存在下列体征中的两项或两项以上：①活动受限；②关节触痛；③关节活动时疼痛；④关节表面皮肤温度增高。

（一）教学目的

（1）掌握相关药物临床应用专业知识与技能，内容包括：治疗药物的选择、临床疗效评估、药物治疗风险评估、药学查房及问诊、药学监护计划建立、用药教育/指导、药物咨询等；

（2）熟悉幼年特发性关节炎的病因、发病机制、临床表现、诊断要点、治疗原则和治疗方法；

（3）了解幼年特发性关节炎相关的实验室检查、病理学检查、影像学检查等辅助检查报告。

（二）教学内容与要求

1. 掌握下列症状和体征在幼年特发性关节炎临床诊疗中意义

（1）发热、皮疹、关节炎的特点；

（2）肝、脾、淋巴结肿大的主要特征；

（3）浆膜炎的主要特征；

（4）其他临床表现和特征。

2. 学习常用实验室检查和影像学检查知识

（1）熟悉血常规、ESR、CRP、血清铁蛋白、血生化、凝血功能、血免疫球蛋白的临床诊断与治疗意义；

（2）了解关节影像学检查心脏超声、胸部 CT、腹部超声或 CT 检查在幼年特发性关节炎中的临床诊断与治疗意义。

3. 学习国内外幼年特发性关节炎临床诊疗指南

（1）熟悉全身型幼年特发性关节炎、巨噬细胞活化综合征的治疗原则及方案；

（2）了解全身型幼年特发性关节炎、巨噬细胞活化综合征的临床表现和诊断。

4. 药物治疗方案与评价实践

在指导教师帮助下根据患儿症状、体征、实验室检查、影像学检查等评估非甾体抗炎药 NSAIDs、糖皮质激素治疗方案。

（1）在指导教师帮助下根据患儿症状、体征、实验室检查等评估化学合成类抗风湿药 DMARDs 治疗方案；

（2）熟悉不良反应上报的方法，对幼年特发性关节炎患儿常用 NSAIDs、糖皮质激素、DMARDs 药物进行用药安全风险评估；

（3）熟悉患儿病史与用药信息收集，可以通过问诊或 Morisky、用药与再配药依从性量表（ARMS）等问卷评估患者用药依从性；

（4）了解生物制剂类 DMARDs 在幼年特发性关节炎的应用前沿。

5. 药学监护实践

掌握幼年特发性关节炎患儿常用 NSAIDs、糖皮质激素、DMARDs 药物的选择、适应证、儿童用法用量、不良反应、生物制剂使用时的预处理等。

（1）在教师指导下，能够为患儿及家属提供健康教育和用药指导，包括：幼年特发性关节炎常识；日常健康生活方式、疫苗接种、个体化药物治疗方案及药品正确使用方法；常见药品不良反应自我监测与应对措施等；

（2）熟悉药物不良反应/不良事件报告程序，关注治疗中可能出现的不良事件，在教师指导下能够正确填写报告表。

6. 学生应完成的作业

（1）完成幼年特发性关节炎患儿的全程药学监护≥2 例；

（2）参加幼年特发性关节炎患儿的教学查房≥10 人次；

（3）完整书写幼年特发性关节炎患儿教学药历≥1 份；

（4）在教师指导下，完成幼年特发性关节炎患儿用药教育≥10 人次；

（5）在教师指导下，完成药品不良反应报告≥2 份；

（6）在教师指导下，解读血常规、血清铁蛋白、血生化等报告各≥2 份；

（7）参加幼年特发性关节炎患儿相关病例讨论≥1 次。

（三）考核

1. 考核模式

出科考核，可选以下方式之一。

（1）过站式考核　现场或模拟临床场景，推荐采用客观结构化临床考核模式；

（2）病例（案例）考核。

2. 考核内容

（1）幼年特发性关节炎治疗的医嘱审核与治疗方案评估；

（2）幼年特发性关节炎患儿/家属的问诊考核与病例汇报；

（3）对幼年特发性关节炎患儿/家属（或模拟标准化患者）进行糖皮质激素的用药指导。

3. 成绩评定

（1）日常表现及作业成绩评定（50%），内容参见学生作业基本要求；

（2）出科考核（50%），内容参见过站式考核和病例（案例）考核；

（3）可采用"合格""不合格"或百分制（≥60 分为及格）。

第十章　临床药学实践的教学教案书写范例

（一）教案定义

教案是指教师为顺利而有效地开展教学活动，根据课程标准、教学大纲和教科书要求及学生的实际情况，以课时或课题为单位，对教学内容、教学步骤、教学方法等进行的具体设计和安排的一种实用性教学文书。

临床药学本科实践教学（以下简称实践教学）的教案就是要依据《临床药学专业教学质量国家标准》《国家临床药学本科生临床实践教学大纲》、教科书等，从临床实际出发，结合学生实际情况而设计的教案。临床药学实践教学是学校理论知识的延伸和实际运用，教学环境是基于临床实际的工作场景。因此，临床药学本科实践教学的教案应与学校课堂授课的教案相区别，具备鲜明的临床实践特色。教师不仅要引导学生树立正确的职业道德规范，提高自身人文素养，而且要帮助学生掌握药学服务基本技能，构建正确的临床思维为导向，教会学生将书本上学到的理论知识贯彻运用到临床实际中去，如何以"患者"为中心，解决临床问题。

（二）教案撰写的意义

一份优秀的教案是高质量教学水平的体现。教案是教师授课的重要依据，是学科特色和教学质量的体现。一方面，教师通过教案反映其授课思路、设计和方法的使用，教师只有在熟悉实践教学大纲、掌握临床实践技能的基础上才能设计出高质量的教案，因此通过教案便于教研室实现实践教学质量的统一管理；另一方面，在临床药学本科实践教学中，临床思维培训具有固定性，而实践授课所用临床病例具有多变性，通过教案的设计和准备，实践教学活动具有计划性和规范性，可以将灵活多变的教学案例贯穿至临床思维培训中，很好地解决两者间的矛盾。

教案是实践教学"学思用贯通、知信行统一"的体现。教案是教师在教学活动开展前对授课内容进行的整体设计和布局，宛如一张建筑设计蓝图，实现和体现了教师教学思维和理念，有效帮助授课教师组织和整理授课内容，协助时间管理。教案是组织教学、活动和评估的整体设计，既对课程的顺利实施起到引导作用，又是评价和反思教学效果的文档记录。因此，撰写一份合格的临床药学本科实践教学的教案是临床药学实践教学"学思用贯通、知信行统一"的体现，是实践教学顺利实施不可或缺的主题版块。

教案还是实践教学"铸魂"的体现。随着全国高校思想政治工作会议精神和《中共中央国务院关于加强和改进新形势下思想政治工作的意见》精神的贯彻落实，教育部2020年印发《高等学校课程思政建设指导纲要》的通知中提到"要明确课程思政建设目标要求和内容重点，要在课程教学中注重加强医德医风教育，着力培养学生'敬佑生命、救死扶伤、甘于奉献、大爱无疆'的医者精神，注重加强医者仁心教育"。这种思政教育理念可以在教案中得到体现，进而融入到实践教学中，呈现在实践课堂之上，在思政教育理念的正确引导下，激发学生学习兴趣，树立正确的世界观和道德观，培养学生实事求是和勇于探究的精神，引导学生始终把人民群众生命安全和身体健康放在首位，尊重患者，提升综合素养和人文修养。因此，从思政方面讲，教案是实践教学"铸魂"的体现。

（三）实践教学的特点

要撰写一份适用于临床药学本科生的实践教学教案，教案主题基调是否准确，方法设计是否得当，就一定要先分析实践教学的特点。

首先，实践教学目标是建立在学生的学情特点基础上的，实践授课教师在准备教案前需要了解学生的性格特点、在学校理论学习期间知识的掌握情况、实践学习需求、职业规划等，才能因材施教，教学成效才能事半功倍。

其次，实践教学中的"师""生"界限在实践教学的某些场景中并不如在学校中那么鲜明。学生的某些特长或优良品质往往也能让实践授课教师有收获，这就是所谓的"教学相长"。实践授课教师准备教案时一定要充分考虑到这一点，注重授课过程中应更多地侧重在激发学生自我学习、自我应对的主观能动性。培养学生发现、解决临床问题的能力，帮助其由被动学习转换到主动学习，同时也要注重树立正确思政理念的培训。

如同患者教育一样，实践教学的主体要明确。患者教育是以"患者"为中心，实践教学的主体应以"学生"为中心。

（四）教案在实践教学中的运用

教案的应用可以贯穿实践教学全过程，从课程设计、课程准备、过程组织到课后反思都可以通过教案来体现。教案的应用不拘泥于格式和时间，教案服务于教学目的。授课教师应根据实践教学大纲构建教学内容和逻辑路线，设计授课策略和教学手段。表10-1展示的是首都医科大学附属北京世纪坛医院药学部临床药理教研室体现课程过程的设计教案，供药学实践授课教师做参考。

表 10 - 1　授课过程教案示例

授课内容	时间分配	教学方法举例
第一部分感染药物发展史和意义	20 分钟	
海报引入	1 分钟	提升学生对抗菌药物的敬畏之心
一、基础概念	19 分钟	
几个概念区别和关系	4 分钟	提问，关联旧知
⎧抗生素 ｜抗菌药物 ⎨抗感染药物 ｜抗细菌药物 ⎩抗真菌药物		课堂板书：各概念间的定义，导出关联，重点交代抗生素、抗菌药和抗感染药三者的区别。抗生素为微生物提取物，抗菌药泛指所有抗细菌、真菌等微生物的药品，抗感染药指所有感染疾病治疗药，包括寄生虫等微生物感染疾病治疗药，范围最广
二、抗菌药物分类	15 分钟	
1. 按照作用机制分类	3 分钟	关联旧知，梳理旧知识结构
代表药物举例		提问配合板书：抗菌药物作用机制有哪些？每类药能举 1～2 个代表性药物吗？板书记录学生的回答，对不全的部分教师进行补充
2. PK/PD 分类 时间依赖性 浓度依赖性 时间 - 浓度依赖性	3 分钟	调动参与，关联旧知，补充所缺旧知。解释时间依赖性、浓度依赖性和时间浓度依赖性定义和临床意义
3. ……		提问：每类药品能举 1～2 个代表性药物吗？鼓励学生发言

（五）实践教学教案的构成要素和撰写注意事项

总体来讲，实践教学教案的构成要素可以包含但不限于授课的名称、内容、对象、时间、地点、目的与要求、教学准备、教学内容与安排（重点）、思考题、教研室组织集体备课并审核教案、给出的意见和教学实施情况小结、分析与签字。各教学基地应有基地教案集，实现标准化、同质化教学。

各要素的撰写有一定的注意事项，现对教案中的主要构成要素书写注意事项归纳如下。

（1）授课名称。授课名称体现授课主题和方向。师资应根据实践教学大纲和教学计划安排来确定。授课名称可以是某个病种某项临床实践内容，如脑梗死患者的用药指导；也可以是某病种的临床药学实践，如脑梗死患者的临床药学实践，但对其要求是该教案的内容要体现实践教学的各个环节，如教案授课名称为脑梗死的临床药学实践，则根据实践教学大纲要求，教案内容应由脑梗死患者的临床信息采集与评估、脑梗死患者用药医嘱审核、脑梗死患者用药指导、脑梗死患者药学监护、脑梗死患者健康教育等环节组成。

（2）教学目的与要求。师资应仔细阅读对应专业实践大纲，根据大纲中各主要病种的教学目的进一步细化自身授课的教学目的和要求，对知识点学习应有层次体现，目前比较适宜的分层为掌握、熟悉和了解。

（3）教学准备。应与实践课程主题相符。实践教学侧重在以"学生"为中心，引导其将前期获得的理论知识与临床实践相结合，锻炼学生解决临床实践问题的能力，因此，基于以上要求，实践教学的课程设计宜多样化，准备应充分且具体。教学准备可包括向学员推荐的参考书籍或有价值的文献、配套的教具（如带装置的药品、药盒等）、教学案例、模拟患者、真实场景下的患者等。

（4）教学内容与安排。这是教案的核心组成部分，要能真实呈现教学现场场景。教学内容围绕实践大纲展开，教学安排应能体现实践教学特色，注意采用多种教学方法，同时注意课时的设计和整体布局。课程设计能够体现以"学生"为中心的教学理念，引导和启发学生自我学习、自我实践。避免填鸭式、被动式教学。表 10 - 2 总结了目前常用的实践教学方法，供师资参考。

表 10 - 2　实践教学常用教学方法介绍

教学方法名称	说明
问题式教学	师资可虚拟问题场景或基于真实案例抛出问题，积极调动学生参与分析讨论，激发思维
案例式教学	通过实际病例或经过教学设计的病例组织学生讨论，帮助学生将理论知识与实践临床问题相结合，解决临床问题
启发式教学	师资通过创设问题以此引导学生自主发现问题，积极思考
翻转课堂	学生在课前学习师资提供的案例、参考材料等，根据要求自主学习，课题上教师和学生一起通过协作探究和互动交流等方式完成对实践课程学习
头脑风暴	结合授课主题，当需要进行药物治疗方案决策、患者教育方案制定、处方点评等实践教学时，可采用本方法，鼓励每位学生参与，充分发表意见和见解，最终解决临床问题
其他	比较归纳法、小组讨论、张贴板教学、陈述贯通、关联旧知、直观演示、合作学习、自主学习等

（5）教研室审核、教学实施情况小结与分析。授课前师资应集体备课、共同审核教案，提出有益的意见，审核通过后方能开始授课。教学反思环节在这一要素中必不可少，反思不仅是对教师教的反思，如对课堂多媒体选择、教学方法的使用、教学环节设计、课时安排等；还是对学生学的反思，如学生的学习和实践效果的反思总结等。

附 1 和附 2 为教学医院提供的实践教案，供大家参考。

附1 呼吸内科实践教案示例

临床药学实践教案

授课名称 ___呼吸内科实践教案 – COPD___

授课内容 ___COPD 患者用药指导和药学监护___

授课对象 ___＊＊＊级临床药学班第 4 组___

教　师 ___＊＊＊___

职　称 ___＊＊药师___

授课时间 ___＊＊＊＊年＊月＊＊日___

授课学时 ___1___

课程名称	呼吸内科实践教案 – COPD
授课对象	＊＊＊＊级临床药学班第 4 组
教学内容	COPD 患者的用药指导与药学监护
授课时间	＊＊＊＊年 5 月 17 日下午 14∶00
授课地点	呼吸科二病区病房床旁及呼吸科示教室
教学目的与要求	（1）掌握 COPD 急性加重期药物治疗方案的分析要点 （2）掌握带装置药品用药教育流程和要点 （3）熟悉 COPD 急性加重期患者药学监护要点，至少应包括患者当前正在接受的抗感染药物的合理性评估方法
教学准备	1. 选择 = 病例：一例入院 1 天的老年 COPD 患者 　·符合度：COPD 病种选择符合大纲要求 　·复杂度：患者诊断明确且有高血压和糖尿病等基础疾病 　·配合度：患者表达清晰；病情基本稳定；患者及家属愿意配合教学查房 2. 准备教具：吸入剂教具和使用示意图等 3. 准备患者：提前 1 日告知患者 　·告知患者查房目的，约定时间并取得患者同意及家属配合 　·光线适宜，环境安静 4. 布置预习内容：做好相应流程和理论复习及预习 　·复习药学问诊流程方法 　·复习药学教学查房的流程及方法 　·复习 COPD 定义及主要临床表现 　·预习患者病历，关注主诉、现病史、症状及体征、辅助检查 5. 参考书目、共识或指南 　·葛均波，徐永健，王辰 . 内科学［M］. 9 版 . 北京：人民卫生出版社，2018. 　·中华医学会呼吸病学分会慢性阻塞性肺疾病学组、慢性阻塞性肺疾病诊治指南 . 20＊＊版［J］. 中华结核和呼吸杂志，20＊＊ 　·《慢性阻塞性肺疾病急性加重（AECOPD）诊治中国专家共识》2017 版 　·《GOLD 慢性阻塞性肺疾病诊断、治疗及预防全球策略》2019 版 　·《抗菌药物临床应用指导原则》修订工作组，抗菌药物临床应用指导原则［M］. 2015 版 . 北京：人民卫生出版社，×××. 　· EGAN'S Fundamentals OF Respiratory Care 11th 2016 　· Murray and Nadel's Textbook of Respiratory Medicine 6th 2016 　· The Pharmacist Guide to Implementing Pharmaceutical Care 2019 　· Pharmaceutical Care Practice：The Patient – Centered Approach to Medication Management Services 3rd 2012
病例介绍	患者，李某，男，69 岁，身高：165cm，体重：44kg，BMI：16. 16 kg/m^2 入院日期：20＊＊年 5 月 16 日 主诉：反复咳嗽、咳痰 12 年余，加重伴发热 6 天

病例介绍	**现病史：** 患者 12 年前无明显诱因出现咳嗽、咳痰，咳黄白色黏痰，多于天气潮湿及春季多发，每年发作超过 3 个月。9 年前出现活动后气促，诊断为慢性阻塞性肺疾病，症状时有加重，活动后气促缓慢进行性加重，长期在我院门诊治疗，有家庭氧疗。20＊＊年 12 月我院肺功能检查提示该患者极重度混合性通气功能障碍，心脏彩超示重度肺动脉高压，诊断"慢性阻塞性肺病伴急性加重；慢性肺源性心脏病"。近半年上述症状加重频繁，于我院住院治疗 3 次。平素规范使用沙美特罗氟替卡松粉吸入剂（50μg/250μg）1 吸 bid 及噻托溴铵粉吸入剂 1 吸/18μg qd。急性加重时爬坡、上楼感气促不适，行走较同龄人慢。6 天前患者受凉后再发咳嗽、呼吸困难加重，痰多不易咳出，为黄脓痰，并出现发热，最高体温 38.6℃。患者日常生活行为受限，穿衣、吃饭等稍事活动即感气短不适，伴胸闷、心悸、双下肢水肿，无畏寒、盗汗、咯血、胸痛，无腹痛、腹胀、反酸、恶心、呕吐、进食呛咳，无心前区疼痛等，院外静脉滴注"头孢呋辛、莫西沙星、氨溴索"等治疗，症状无明显好转。为求进一步诊治，今来我院就诊，门诊以"慢性阻塞性肺疾病"收入院。患者起病以来，精神差，饮食、睡眠好，大小便正常，体重未见明显改变 **既往史：**高血压 10 年，最高血压达 180/140mmHg；糖尿病 5 年，血糖控制尚可 **个人史：**生于原籍，适龄婚育，配偶及子女体健，有吸烟史 40 余年，每日 20 支，已戒烟 10 多年；无饮酒嗜好 **家族史：**否认家族遗传性疾病及精神病史 **过敏史：**否认药物及食物过敏史 **体格检查：**T：38.2℃，P：80 次/分，R：25 次/分，BP：146/91mmHg。神志清，口唇轻度发绀，桶状胸，双侧肋间隙增宽，叩诊呈过清音，听诊双肺叩诊过清音，双肺呼吸音减弱，可闻及哮鸣音及弥漫性湿啰音，未闻及胸膜摩擦音。四肢甲床轻度发绀，双下肢轻度凹陷性水肿。心尖搏动正常，心律齐，未闻及病理性心脏杂音，未闻及心包摩擦音 **辅助检查：**血常规（20＊＊.05.16）：WBC 13.3×10^9/L，RBC 4.65×10^{12}/L，NE%82.3%，L%9.0%，Hb151.0g/L，PLT 335.0×10^9/L；肺功能（我院 20＊＊年 12 月 14 日，住院病情稳定后）：吸入支气管舒张药后，FVC 占预计值 65%，FEV$_1$ 占预计值 36%，FEV$_1$/FVC43%；支气管舒张试验阴性；重度阻塞性肺气肿；动脉血气分析（未吸氧）（20＊＊.05.16）：pH 7.38，PCO$_2$ 70.0mmHg，PO$_2$ 42.0mmHg，HCO$_3^-$47.0mmol/L；胸部 CT（20＊＊.5.14，院前）：两肺野纹理增多、紊乱，双肺气肿，两肺下叶见多发斑片状、条索状密度增高影边缘模糊。纵隔居中，未见明显肿大淋巴结，双侧胸膜增厚，双侧胸腔未见明显积液征象。主动脉壁钙化。印象：1. 慢性支气管肺炎合并两肺下叶感染；2. 双侧胸膜增厚；3. 主动脉壁钙化 **入院诊断：**慢性阻塞性肺疾病急性加重；Ⅱ型呼吸衰竭；高血压病 3 级极高危；慢性肺源性心脏病；糖尿病 **入院第一天记录：** **查体：**T：38.4℃，P：96 次/分，R：26 次/分，BP：130/80mmHg，患者神志清，精神欠佳，喘促状，口唇轻度发绀，咳嗽，咳痰，色黄，量多，较黏不易咳出，桶状胸，双肺听诊可闻及哮鸣音及弥漫性湿啰音，双下肢凹陷性水肿 **初始主要治疗药物：** 头孢哌酮钠舒巴坦钠 3g＋0.9% 氯化钠注射液 100ml ivgtt bid

病例介绍	左氧氟沙星注射液 0.6g　ivgtt　qd 沙美特罗氟替卡松粉吸入剂（50μg/250μg）1 吸 bid 噻托溴铵粉吸入剂 1 吸/18μg qd 多索茶碱注射液 0.3g＋0.9％氯化钠溶液 250ml　ivgtt　qd NS 20ml＋氨溴索注射液 30mg　ivgtt　tid 兰索拉唑片 15mg　p.o.　bid NS 3ml＋氨溴索注射液 15mg 甲泼尼龙注射液 40mg　iv　qd 美托洛尔缓释片 47.5mg　p.o.　qd 厄贝沙坦片 150mg　p.o.　qd 阿卡波糖片 50mg　p.o.　tid 以上为该患者到目前为止简要的诊治经过

教学内容与安排

教学主要内容	时间分配	教学方法	备注
第一部分：药学查房内容介绍、患者用药方案评估和监护点讨论、带装置药品使用演练	30 分钟		地点：呼吸科示教室
1. 交待本次教学查房基本内容、流程安排	1 分钟	陈述贯通	基本内容：治疗方案评估、患者床旁用药交待和带装置药品患者指导
2. 查房注意事项	2 分钟	提问互动	向学生提问：查房需要注意哪些事项？ 1. 药师自我介绍，向患者说明本次查房的目的，重点突出对患者有什么获益，解决他的哪些问题；2. 人文关怀；3. 注意要有 Teach－back；4. 眼神交流、互动；5. 肢体语言的使用；6. 问诊药师的床旁站位等
3. COPD 流行病学、发病特点等简介，激发学习动机，达成共识	2 分钟	关联旧知	从 WHO 全球疾病死亡率 TOP10 的数据来看，在 2016 年由于 COPD 导致死亡人数已排在第三位，前两位为缺血性心脏病及脑卒中。我国 2018 年数据提示在 ≥ 40 岁以上的人群中，COPD 的罹患率已经达到 13.6％。COPD 本身特点为持续存在的呼吸道症状和持续性气流受限，患者即便在稳定期，也可能存在咳嗽、咳痰、气促的现象，生活质量差，尤其是在重度和极重度 COPD 患者中，所以作为药师应该认真学习 COPD 相关内容，对该疾病有清晰的认识，对此类患者更多的关心、关爱和支持，通过慢性管理等手段对该类患者提供药学服务
4. 查房患者病史汇报	2 分钟	陈述贯通	指定一名学生进行病史汇报，教师可对遗漏的地方进行补充

教学主要内容	时间分配	教学方法	备注
5. 用药方案评估和患者监护点	10 分钟	学员发言，教师归纳总结	1. 抗感染治疗方案分析：（1）患者一般情况评估：年龄、BMI、基础病、肝肾功能等；（2）AECOPD 常见致病菌，结合患者既往治疗方案，可能致病菌分析；（3）患者抗感染治疗方案为：头孢哌酮舒巴坦联合左氧氟沙星注射液治疗，本方案的抗菌谱分析、可能发生的 ADR 分析；2. 沙美特罗替卡松吸入剂和噻托溴铵粉吸入剂药理学作用分析，联合用药的合理性；3. 其他药物治疗分析（不做重点）；4. 患者监护点讨论：抗感染治疗疗效评估、药品 ADR 监测、血常规、血生化、凝血等一般情况监测
6. 沙美特罗替卡松吸入剂（准纳器）和噻托溴铵粉吸入剂药品使用演练	13 分钟	使用带装置药品示意图展示，实操演练	教师示范，学员演练：根据沙美特罗替卡松吸入剂（准纳器）和噻托溴铵吸入剂使用示意图，以教师当模拟患者演练。教师点评指出不足之处
第二部分：床旁患者教育，带装置药品使用患者教育	30 分钟		地点：呼吸科病房床旁和病房外
1. 床旁患者教育	15 分钟	引导式教学，教师示范问诊，学员观察	1. 开场自我介绍，明确这次查房的原因和对患者提供何种帮助；2. 询问患者目前治疗感受，开放式提问的使用时机；3. 师资示范患者用药教育，并说明对各主要治疗药物常见不良反应及注意事项，加强患者慢病自我监测的能力；4. 注意事项：（1）避免在患者面前夸大药物不良反应而增加患者心理负担；（2）反复确认患者或家属充分了解口服药物作用、用法用量、不良反应和注意事项，并关注患者院前和在院用药依从性（用药的意愿和能力）；5. 针对 COPD 患者的教育：（1）教育并督促患者及患者家属进行戒烟（包括二手烟），并告知患者吸烟是引起和加重 COPD 的重要危险因素之一；（2）指导患者学会自我控制病情的技巧，如腹式呼吸及缩唇呼吸锻炼等；（3）告知患者在病情加重时需及时赴医院就诊，并定期去社区诊所评估最近情况，并根据医生建议加强管理
2. 吸入剂使用	10 分钟	学员向患者做吸入剂使用的患者教育，教师适当补充	学员使用教具向患者示范沙美特罗替卡松吸入剂和噻托溴铵粉吸入剂的使用方法，注意：（1）先收集患者对吸入装置使用的掌握程度；（2）根据发现的问题进行纠正；（3）注意开放式提问、Teach – back、同理心、倾听等沟通技巧的运用；（4）有明确的结语

教学主要内容	时间分配	教学方法	备注
3. 药学教学查房后讨论小结	5分钟	引导回顾，教师－学员互动，师资小结	地点：病房外。1. 引导学员对自己本次的患者教育进行回顾分析，发现个人优点，能够指出不足；2. 学员自由答疑，鼓励发现问题，师资布置下一步学习方向
思考题	1. 根据抗菌药物在 COPD 中地位和作用，分析该患者用药品种选择合理性 2. AECOPD 常用的药物治疗方案有哪几种 3. 沙美特罗替卡松吸入剂的特点是什么，与噻托溴铵粉吸入剂有何区别 4. HandiHaler、准纳器等吸入装置在使用方法以及注意事项上有什么异同点 5. COPD 患者全身用激素的指征是什么		
教研室审核	本教案设计合理，书写认真，同意实施 主任签字： 年　月　日		
教学实施情况小结与分析	1. 评估教学内容和方法 本次 COPD 药学教学查房活动，教学目的明确，教学内容及方法运用得当，教学流程设计合理，尤其是教学查房提纲设计，简明扼要，重点突出，仅围绕药学目的。教学查房后讨论部分，紧贴临床实际，体现临床药学思维特点 2. 教学体会 优点：教案设计合理，临床教师讲解生动，有吸引力 不足：互动略显不足，教学方法多样性不足，与临床结合稍差 教师签字： 年　月　日		

附2　神经内科实践教案示例

临床药学实践教案

课程名称　　　　神经内科实践教学

教学内容　　　　缺血性脑卒中实践教学

授课对象　　　　药学院临床药学××班

教师姓名　　　　　　＊＊

教师职称　　　　　主管药师

授课时间　　20＊＊年3月01日—20＊＊年＊月＊日

授课学时　　　　　＊＊学时

教学单位　　　＊＊大学附属＊＊医院

课程名称	神经内科实践教学
授课对象	临床药学＊＊级＊＊＊＊班
教学内容	缺血性脑卒中实践教学
授课时间	＊＊＊＊年＊月＊日～＊＊＊＊年＊＊月＊＊日
授课地点	神经内科示教室、药学部会议室、神经内科病区床旁

教学目的与要求

掌握：缺血性脑卒中的药物治疗方案及药学监护要点

①缺血性脑卒中的药物治疗方案（含药理作用、作用机制、药效学、药代动力学、适应证、禁忌证、注意事项、常用剂量和给药方法、不良反应、药物相互作用、药物基因检测，治疗药物的循证药学等相关知识与技能）

②药学监护要点，依据相关疾病诊治指南，体现药物治疗方案的遴选与评价过程，并对患者（尤其是特殊患者：如孕、产、肝肾功异常等）实施药学监护的技能，为典型患者书写教学药历

③处方（用药医嘱）审核的基本技能，对不合理用药问题及时与临床医师进行沟通

熟悉：缺血性脑卒中的病因、发病机制、临床特征、治疗原则

了解：缺血性脑卒中的诊断要点，实验室检查及相关临床信息资料

教学准备，主要包括：教学参考书籍、国内外治疗指南和专家共识；教具（如特殊药物剂型、给药装置等）；选择教学病例、处方（用药医嘱）及教学用其他资料等；布置预习内容和要求（包括相关理论知识的复习或预习，相关实践教学的流程等。以 1、2、3、4…顺序排列，分别列出）

1. 贾建平，陈生弟 . 神经病学 ［M］. 8 版 . 北京：人民卫生出版社，2018.

2. 张幸国，胡丽娜 . 临床药物治疗学各论（上册）［M］. 北京：人民卫生出版社，2015.

3. 《中国脑卒中防治指导规范（2021 年版）》

4. 不同时间窗急性缺血性脑卒中患者及不同药物在静脉溶栓治疗中的临床应用推荐：2021 版《欧洲卒中组织急性缺血性脑卒中静脉溶栓指南》解读

5. 教学视频（缺血性脑卒中疾病）

6. 教学治疗案例

患者，男，39 岁，73kg

主诉：右侧上下肢无力麻木伴头晕 4 小时

现病史：患者自述 4 小时前无明显诱因准备起夜时即发现上下肢无力、麻木，具体表现为：右足脚踩棉花感，右手持物无力，自觉半身麻木、感觉减退，无法自行走路，可在家人搀扶后行走，头晕表现为昏沉感，无吞咽困难、饮水呛咳，无突发跌倒、无四肢抽搐，无大小便失禁，无意识丧失，立即送达我院急诊科，完善头颅 CT 未见明显异常，经我院医师会诊后考虑诊断为"脑梗死急性期"，NIHSS 评分：3 分。

既往史：高血压病史 2 年，最高血压 180/120mmHg，未予治疗

体格检查：体温 36.5℃，脉搏 69 次/分，血压 171/105mmHg，呼吸 18 次/分

诊断：脑梗死急性期（左侧颈内动脉系统），高血压病 3 级（极高危）

续表

教学内容与安排

教学主要内容	时间分配	教学安排（模式和方法）
一、脑血管病的药物治疗管理——缺血性脑卒中 1. 脑血管病相关定义及背景 定义：脑血管病是由各种脑血循环障碍病因引起的脑部疾病的总称。 根据病理可以分为： 缺血性、出血性 占位性、无症状性脑血管病 （如动脉瘤压迫） （如未引起缺血性卒中的动脉粥样硬化性脑血管病） 根据急缓可以分为： 急性脑血管病（又称卒中） 慢性脑血管病（如血管性痴呆、慢性脑缺血） 卒中：为脑血循环障碍病因导致的突发局限性或弥散性神经功能缺损的脑部疾病的总称，24 小时后往往留有后遗症（包括症状、体征及新的脑梗死病灶），又称脑血管意外、中风 根据病理，卒中可分为两种：缺、出血性脑卒中。前者又称脑梗死；后者包括脑出血及蛛网膜下隙出血 世界范围内导致死亡的原因中，卒中占第 2 位，仅次于心脏病。而缺血性脑卒中是最常见的脑卒中类型，占我国脑卒中的 69.6% ~ 70.8%。 缺血性脑卒中急性期诊疗措施包括早期诊断及治疗、早期预防再发（二级预防）和早期康复。 急性期的时间划尚不统一，一般指发病后 2 周内（轻型 1 周内，重型 1 个月内）。卒中一旦发生，及时抢救便是争分夺秒的过程，如果能在症状发作 3 ~ 4.5 小时内进行溶栓治疗，使血管再通，血流恢复，并且时间越早，效果越好，通过及时治疗的大部分患者可回归家庭和社会 然而，2016 年《中国急性缺血性脑卒中静脉溶栓指导规范》指出：近期研究显示，约 20% 的患者于发病 3 小时之内到达急诊室……大多数患者没有及时送达医院…… 中国国家卒中登记（CNSR）II 期临床试验显示：2012 ~ 2013 年，来自 219 家医院的 19604 例急性缺血性卒中患者发病至就诊的中位时间为 22 小时，远超出静脉溶栓时间窗 我国公众脑卒中防治健康知识有待进一步提高。了解 BEFAST 试验，FAST 试验，"中风 1 - 2 - 0"，有助于早期识别脑卒中的症状、识别后快速就医 2. 识别方法 （1）BEFAST 试验 B（balance），是指平衡，表现平衡或协调能力丧失，突然出现行走困难	45 分钟 25 分钟	翻转课堂，提供复习资料，此部分内容以学生代表主讲，教师引导、补充的形式开展 组织学生提前自学，课堂分享。实践教学侧重在以"学生"为中心的教学，激发和培养学生自主学习的模式 关联旧知，陈述贯通

教学主要内容	时间分配	教学安排（模式和方法）
E（eyes），是指眼睛，表现突发的视力变化，视物困难 F（face），是指面部，表现面部不对称，口角歪斜 A（arms），是指手臂，表现手臂突然无力感或麻木感，通常出现在身体一侧 S（speech），是指语言，表现言语困难、理解困难 T（time），是指时间 上述症状可能意味着出现了卒中，请勿等待症状自行消失，应立即拨打"120"获得医疗救助 （省略图谱） （2）FAST 试验（面 – 臂 – 语言 – 时间试验） F（face），出现面瘫、口角歪斜 A（arm），出现肢体无力 S（speech），出现言语困难 T（time），指要有"时间就是大脑"的理念，一旦怀疑卒中，应尽快转诊 参照下图进行详细讲解（图谱省略）		通过图片加以讲解
（3）"中风 1 – 2 – 0"：是 FAST 试验的中国表述方法 "1"为看一张脸，出现口角歪斜 "2"为看两只手，出现肢体无力 "0"为聆听语音，出现言语困难 "120"则代表一旦怀疑卒中的诊断，需启动急救流程，及时转诊并参照图谱进行讲解		FAST 详细讲解 通过图片加深记忆
3. 病因分型 了解危险因素及病因有助于判断预后、指导治疗及一级预防和二级预防策略的制定 按照 TOAST 病因分型，可以将病因分为五大类。 （1）大动脉粥样硬化：临床和脑部影像学表现可能是由于大动脉粥样硬化导致的 （2）心源性栓塞：主要为非瓣膜性心房颤动 （3）小血管闭塞 （4）其他明确病因型：如血管源型（动脉夹层、脑血管畸形等）、血液源型（高凝状态）、药物滥用等 （5）不明原因型	10 分钟	通过口诀、图片进一步加深印象
4. 发病机制 （1）栓塞（微栓子）机制：动脉源性栓子、心源性栓子等 （2）血流动力学机制：主要指脑大动脉严重狭窄或闭塞的基础上，当出现低血压或血容量降低时，病变脑血管供血区出现脑血流灌注不足的现象，最终导致缺血性卒中	10 分钟	互动式教学 引导发言，互动式教学

教学主要内容	时间分配	教学安排 （模式和方法）
5. 急性期药物治疗 卒中的诊疗流程，详见图谱（省略） 结合上图，讲解急性期治疗原则之一：应尽快阻止和逆转缺血性卒中的发生、发展的病理生理进程，即尽快使狭窄或梗阻的血管再通，恢复有效的脑血流灌注 （1）静脉溶栓治疗 是目前最主要的恢复血流的措施，简单地说，静脉溶栓治疗就是把堵在脑血管里的血栓溶解掉，使有闭塞的血管再通，及时恢复供血，减少缺血脑组织坏死 药物包括：重组组织型纤溶酶原激活剂（rt-PA：包括阿替普酶和替耐普酶）、尿激酶 阿替普酶和尿激酶是我国目前使用的主要溶栓药 根据最新的《缺血性卒中基层诊疗指南（2021年）》指南：rtPA治疗的时间窗为发病后3.0~4.5小时，影像学半暗带评估指导下9小时；尿激酶治疗的时间窗为6小时 如何理解"影像学半暗带评估"？ 根据《急性脑梗死缺血半暗带临床评估和治疗中国专家共识（2021年)》：脑梗死急性期以血管再通为核心的各种治疗措施，主要是针对梗死灶周围因缺血性损伤而发生功能异常但尚未死亡的神经细胞，使其恢复正常并促进神经功能恢复。梗死灶周围这种仍有救治机会的神经组织，一般被认为属于"缺血半暗带" 需行影像学评估缺血半暗带大小以决定血管再通治疗是否获益 1）阿替普酶：为重组人组织型纤维蛋白溶酶原激活剂，一种糖蛋白，在体内与纤维蛋白结合后，本品被激活，诱导纤溶酶原转化为纤溶酶，导致纤维蛋白降解，血块溶解 ①循证证据 已有多个临床试验对急性缺血性脑卒中患者阿替普酶静脉溶栓的疗效和安全性进行了评价 美国国立神经疾病和中风研究所（National Institute of Neurological Disorders and Stroke，NINDS）试验结果显示，3小时内阿替普酶静脉溶栓组3个月完全或接近完全神经功能恢复者显著高于安慰剂对照组；两组病死率相似；症状性颅内出血发生率治疗组高于对照组 欧洲合作组织急性卒中研究Ⅲ（European Cooperative Acute Stroke Study Ⅲ，ECASS Ⅲ）试验结果显示在发病后3.0~4.5小时静脉使用阿替普酶仍然有效 EXTAND研究：延长急性脑梗死溶栓治疗时间窗（extending the time for thrombolysis in emergency neurological deficits，EXTEND）的研究，	45分钟	组织学生复习各知识点，翻转课堂，教师给予适时知识拓展 知识拓展，适当补充 组织学生复习各知识点，翻转课堂，教师给予适时知识拓展

教学主要内容	时间分配	教学安排 （模式和方法）
运用影像评估方法对发病 4.5～9.0 小时内的患者或醒后脑卒中患者进行阿替普酶静脉溶栓治疗。结果显示：研究结论显示在影像学指导下发病 4.5～9 小时内患者的静脉溶栓显著增加了良好预后的比例。静脉溶栓组的症状性脑出血发生率稍微多于对照组，但无统计学差异 Meta 分析研究：随后，来自墨尔本大学的 Henry Ma 和 Bruce Camp-bell 的团队，利用 Meta 分析，通过综合 EXTEND、ECASS4 - EX-TEND 以及 EPITHET 这三项研究的单个样本数据，显示发病后 4.5～9 小时的患者，接受阿替普酶静脉溶栓溶栓仍能使患者受益。三项研究分析结果是安全有效 尽管症状性出血风险增加（阿替普酶组症状性脑出血的发生率比安慰剂组高约 4%，这与既往阿替普酶 0～4.5 小时试验的结果一致），但并不抵消静脉溶栓的净获益。本研究为脑卒中后 4.5～9 小时灌注良好的患者和醒后卒中患者溶栓提供了强有力的证据 …… ②给药方法：…… 阿替普酶溶栓治疗除出血风险外，还有因血管源性水肿引起呼吸道梗阻的报道，应及时发现并紧急处理 2）尿激酶：…… （2）其他抗栓治疗： …… （3）中药治疗： …… 6. 二级预防的药物治疗 ……		
7. 病例分析 患者，男，39 岁，73kg 主诉：右侧上下肢无力、麻木伴头晕 4 小时 现病史：患者自述 4 小时前无明显诱因准备起夜时即发现上下肢无力、麻木，具体表现为：右足脚踩棉花感，右手持物无力，自觉半身麻木、感觉减退，无法自行走路，可在家人搀扶下行走，头晕表现为昏沉感，无吞咽困难、饮水呛咳，无突发跌倒、无四肢抽搐，无大小便失禁，无意识丧失，立即送达我院急诊科，完善头颅 CT 未见明显异常，经我院医师会诊后考虑诊断为"脑梗死急性期"，NIH-SS 评分：3 分 既往史：高血压病史 2 年，最高血压 180/120mmHg，未予治疗 体格检查：体温 36.5℃，脉搏 69 次/分，血压 171/105mmHg，呼吸 18 次/分	40 分钟	案例式教学。病例讨论，学生汇报病历，教师引导、组织讨论

教学主要内容	时间分配	教学安排 （模式和方法）
诊断：脑梗死急性期（左侧颈内动脉系统） 高血压病 3 级（极高危） 教师提出问题：是否在溶栓期内？如何给予药物溶栓治疗？展开讨论 分析要点： 患者发病 4 小时，因在溶栓期内，排除溶栓禁忌后，7：23 分给予阿替普酶 65.7mg 静脉溶栓治疗［0.9mg/kg（73kg）静脉滴注，其中 10% 在最初 1 分钟内静脉推注，余 90% 药物持续静脉滴注 1 小时］。急诊医嘱 静脉溶栓治疗后，患者自觉下肢无力情况较前好转，余症状未见明显改善，溶栓后 NIHSS 评分：2 分，为进一步诊治，急诊转入我科。 入院第二天，患者诉右侧肢体无力较前加重，NIHSS 评分 5 分，目前已急查核磁，阅片提示右侧基底节亚急性脑梗死，散在腔隙性脑梗死，目前患者血脂尚可，血同型半胱氨酸高：21.10μmol/L（0 ~ 15μmol/L），给予相应药物治疗，住院后相应医嘱 提问：请同学们试分析用药合理性 （省略处方） 分析要点： 入院第二天，患者诉右侧肢体无力较前加重，NIHSS 评分 5 分，目前已急查核磁，阅片提示右侧基底节亚急性脑梗死，散在腔隙性脑梗死，目前患者血脂尚可，治疗上给予阿司匹林 100mg/日 + 阿托伐他汀钙 20mg/日，脑血管病二级预防治疗；加用阿加曲班（达贝）40ml 微量泵入改善脑循环，依达拉奉右莰醇注射用浓溶液静脉滴注清除自由基，改善急性脑梗死所致功能障碍 住院期间，多次请高血压科会诊调整降血压药物：先静脉微量泵入乌拉地尔注射液控制血压，病情稳定后，调整为口服药物治疗：硝苯地平 + 缬沙坦 + 美托洛尔，控制血压 给予丁苯酞，改善中枢神经功能的损伤 继续提出问题：结合医嘱，请同学讨论该组医嘱的合理性 分析要点： 患者血同型半胱氨酸高：21.10μmol/L（0 ~ 15μmol/L），研究表明部分高血压患者常伴有高半胱氨酸血症及血叶酸降低，即 "H" 型高血压，此类患者血压不易控制，且升高的同型半胱氨酸为各种心血管并发症的危险因素，此类患者补充叶酸有利于降低血同型半胱氨酸，有利于血压的控制及心脑血管并发症的防治 本患者血同型半胱氨酸高，平日少食绿色蔬菜，嘱患者多食绿叶蔬菜等叶酸含量丰富的食物，治疗上加用叶酸、甲钴胺、维生素 B_6 对症治疗，同时嘱患者定期复查		问题式教学 问题式教学

教学主要内容	时间分配	教学安排 （模式和方法）
8. 课堂小结 简要回顾本节课的重点内容 有小结内容提示 课堂总结 布置作业	10 分钟	学生参与， 互动
二、第二部分要点学习 …		
三、第三部分要点学习 …		
…… （多部分教学可以放到一个教案中体现）		

思考题 （≥3 道思考题，并各分别 列出知识点）	（1）请判断处方是否合理，并进行处方分析，不适宜处方请给予干预措施及建议 （问题处方 1，省略） （2）请判断处方是否合理，并进行处方分析，不适宜处方请给予干预措施及建议 （问题处方 2，省略） 知识点：处方（用药医嘱）审核的基本技能，对不合理用药问题及时与临床医师进行沟通 （3）缺血性卒中二级预防策略包括哪些措施 　　抗栓治疗、降脂治疗、血压管理、血糖管理等
教研室审核	本教案设计合理，书写认真，同意实施 　　　　　　　　　　　　　　　　主任签字： 　　　　　　　　　　　　　　　　　　年　月　日
教学实施情况 小结与分析（评估教学内容 和方法，并有优点和不足的 教学体会）	…… 　　　　　　　　　　　　　　　教师签字＊＊＊ 　　　　　　　　　　　　　　　202＊年＊月＊日